rüffer & rub

Esther Widmer

Mitten im Leben *bis zum Schluss*

Kunsttherapie in der Palliative Care

rüffer & rub cares

Die Autorin und der Verlag bedanken sich für
die großzügige Unterstützung bei

Team Palliativstation des Kantonspitals Olten
Georges und Jenny Bloch Stiftung
Däster-Schild Stiftung

Der rüffer & rub Sachbuchverlag wird vom Bundesamt für Kultur mit einem Strukturbeitrag für die Jahre 2016–2020 unterstützt.

Erste Auflage Herbst 2019

info@ruefferundrub.ch | www.ruefferundrub.ch

Schrift: Filo Pro
Druck und Bindung: Printer Trento, Italien
Papier: Salzer Touch White, 100 g/m², 1.2

MIX
Papier aus verantwortungsvollen Quellen
FSC® C015829

ISBN 978-3-906304-56-4

Grundlagen

Begegnungen

Ansichten

Anhang

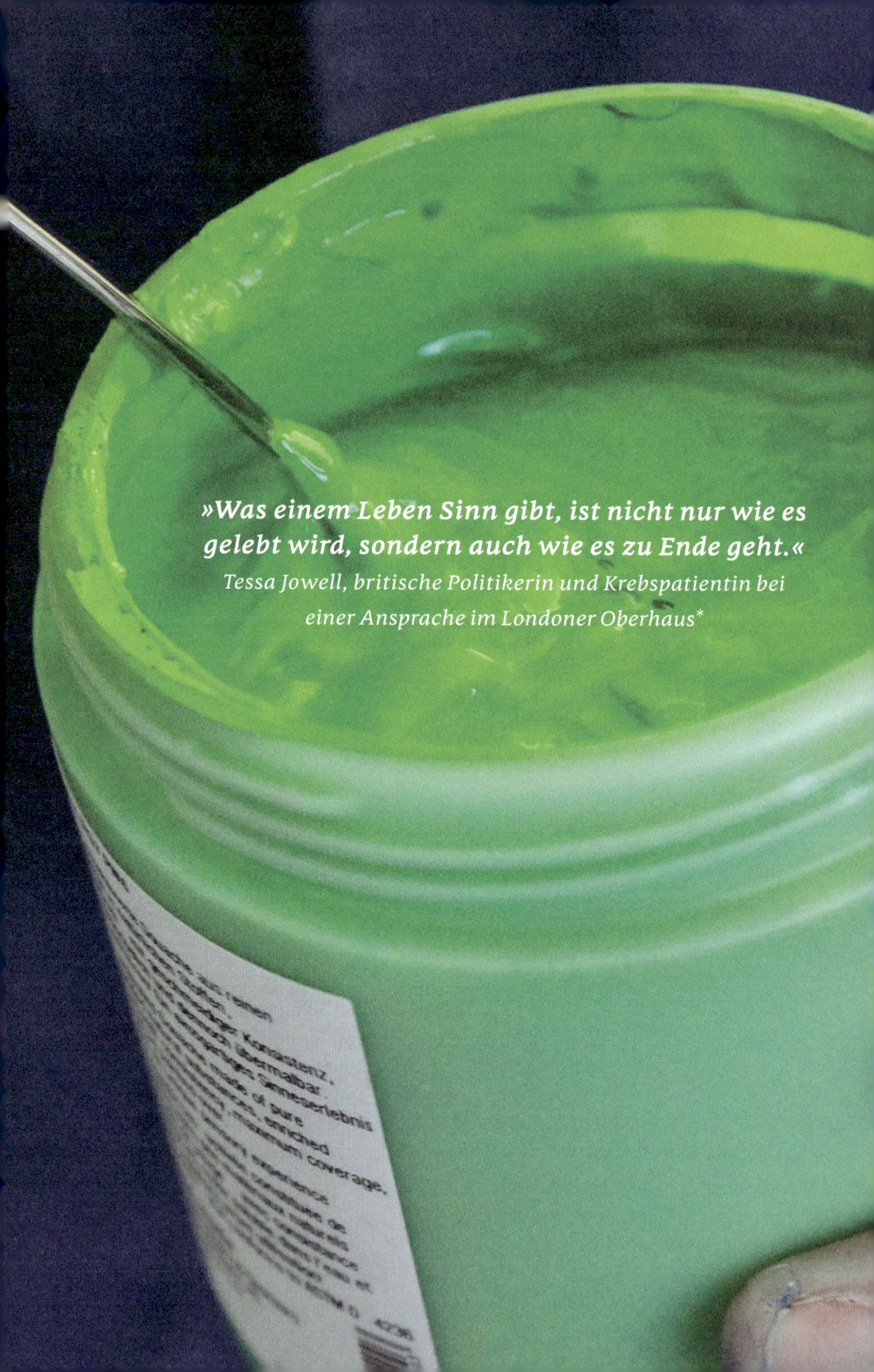

»Was einem Leben Sinn gibt, ist nicht nur wie es gelebt wird, sondern auch wie es zu Ende geht.«

*Tessa Jowell, britische Politikerin und Krebspatientin bei einer Ansprache im Londoner Oberhaus**

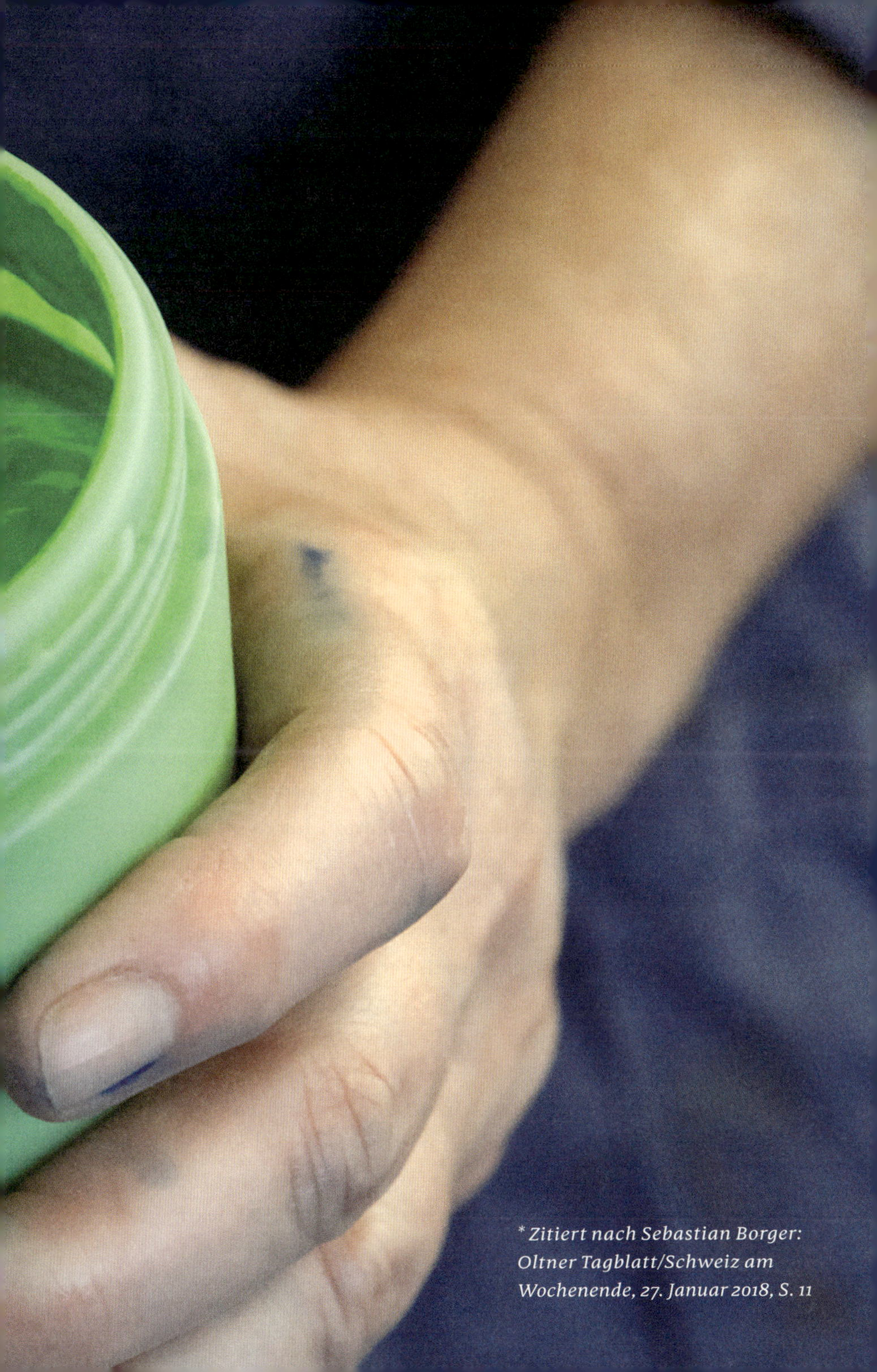

** Zitiert nach Sebastian Borger: Oltner Tagblatt/Schweiz am Wochenende, 27. Januar 2018, S. 11*

Einleitung

Unsere moderne Lebensweise und vor allem auch die Fortschritte in der Medizin bringen es mit sich, dass die Menschen immer älter werden. Es führt aber auch immer mehr dazu, dass diese längere Lebenszeit mit unheilbaren oder lebensbedrohenden Krankheiten einhergeht. Diese ist für die Betroffenen – die Patientinnen und Patienten wie auch für ihre Angehörigen – eine große Herausforderung in medizinischer, emotionaler, pflegerischer, sozialer und spiritueller Hinsicht.

Gleichzeitig stellt diese Situation für die medizinische Behandlung eine Besonderheit dar. Klassischer Auftrag der Medizin ist von jeher die Heilung. Für den Fall der Unheilbarkeit einer Krankheit braucht es eine angepasste medizinische Versorgung. Denn auch wenn der oder die Kranke nicht mehr geheilt werden kann, so hat die Medizin dennoch hochwirksame Möglichkeiten, um die schwerwiegenden und die Lebensqualität einschränkenden Beschwerden zu lindern. Damit die oftmals durch medizinische Interventionen gewonnene Lebenszeit als sinnvoll verstanden werden kann, brauchen die Menschen aber eine Versorgung, die möglichst allen Aspekten des Menschseins Rechnung trägt. Die Antwort auf diese Anforderung wird heute einheitlich als Palliative Care bezeichnet.

Palliative.ch, die Schweizerische Gesellschaft für palliative Medizin, Pflege und Begleitung, formuliert es so: Unter Palliative Care »versteht man alle Maßnahmen, die das Leiden eines unheilbar kranken Menschen lindern und ihm so eine bestmögliche Lebensqualität bis zum Ende verschaffen können«.[1]

Die Solothurner Spitäler AG hat es sich zur Aufgabe gemacht, diesem Leitgedanken zu folgen und in diesem Bereich der Medizin zu einer adäquaten Versorgung beizutragen. So wurde Anfang April 2012 im Kantonsspital Olten eine Palliativstation eröffnet und seither kontinuierlich weiterentwickelt und ausgebaut. Dazu gehört auch das Angebot der Kunsttherapie, das ich auf der Station von Anfang an aufbauen durfte und das heute zum Therapiekonzept gehört.

Wir, das ganze Team der Station, haben unzählige Patientinnen und Patienten und ihre Angehörigen kommen und gehen sehen. Sie haben sich unseren Händen anvertraut und sich in einer schwierigen Lebenssituation von uns behandeln und begleiten lassen. Dadurch ist ein großer Schatz an Erfahrungen entstanden, von dem auch die Bilder aus der Kunsttherapie zeugen. Hinter jedem Bild steht eine individuelle Lebensgeschichte, die Beachtung und Würdigung verdient. Die kranken Menschen und ihre Angehörigen sind ihrem persönlichen Weg gefolgt, um mit Beschwerden, Sorgen, Verlust und Trauer fertig zu werden. Wir durften sie begleiten.

Die Motivation, über die Begegnungen in meiner Arbeit mit den PatientInnen auf der Palliativstation ein Buch zu schreiben, hat auch mit meiner eigenen Auseinandersetzung mit

1 www.palliative.ch/de/palliative-care/was-bedeutet-palliative-care [Stand September 2019].

Krankheit, Leben und Tod, mit Abschied und Erinnerung zu tun. In einem Umfeld zu arbeiten, wo Krankheit, das Sterben und das Lebensende so gegenwärtig sind wie das alltägliche Leben, bedeutet, sich diesen Themen zu stellen. Was ist mir in meinem Leben wichtig? Wofür und wem bin ich dankbar? Welche Verluste habe ich in meinem Leben erlitten? Wen musste ich bereits verabschieden? Gibt es Endgültigkeit? Wie könnte ich damit fertig werden, unheilbar krank zu werden, angewiesen zu sein auf Pflege und das Lebensende nahen zu sehen? Wie gehe ich mit Unwägbarkeiten im Leben um, wie mit den schwierigen Gefühlen? Widerstand bei der Beantwortung solcher Fragen ist nur ein Zeichen dafür, dass es Mut kostet, sich ihnen zu stellen.

Genauso wichtig wie die persönliche Auseinandersetzung mit diesen Themen ist die Frage: Wie kann ich den Menschen mit ihren Fragen, Nöten und Beschwerden begegnen? Immer wieder werde ich von Neuem konfrontiert mit Situationen, denen ich lieber ausweichen möchte, hätte ich meinen Beruf der Kunsttherapeutin nicht. Von dieser Arbeit, ihren Schwierigkeiten und Möglichkeiten handelt dieses Buch. Die Frage, die mich umtreibt, lautet: Kann ich dazu beitragen, Lebensqualität zu verbessern, indem ich den Patientinnen und Patienten auf der Palliativstation Kunsttherapie als Möglichkeit der Begleitung vorschlage?

Das Schreiben über die vielen bewegenden Momente der offenen und vertrauensvollen Begegnungen im Rahmen der Kunsttherapie eröffnet mir die Gelegenheit, mich und meine Arbeit vertieft zu reflektieren, Erfahrungen an Kolleginnen und Kollegen weiterzugeben und vielleicht auch dafür zu sorgen, dass Kunsttherapie und ihre Möglichkeiten allgemein besser verstanden wird.

Unsere menschlichen Gehirne sind wunderbare Erinnerungsmaschinen. Neue Erfahrungen werden abgeglichen und verknüpft mit bereits gemachten. So segensreich die Funktion des Erinnerns für die Lernfähigkeit und unser Überleben ist, so hilfreich ist auch die Fähigkeit, vergessen zu können. Meine persönlichen Erinnerungen werden auch geprägt von diesen intensiven Erfahrungen im Zusammenhang mit meinem Beruf und der Tätigkeit im Spital – Vergessen ist in manchen Fällen beinahe unmöglich. Ich habe beim Schreiben festgestellt, dass es mich entlastet und wohltuend ist, diese so wertvollen Erlebnisse an einem Ort abzulegen, wo sie nicht vergessen werden: in diesem Buch.

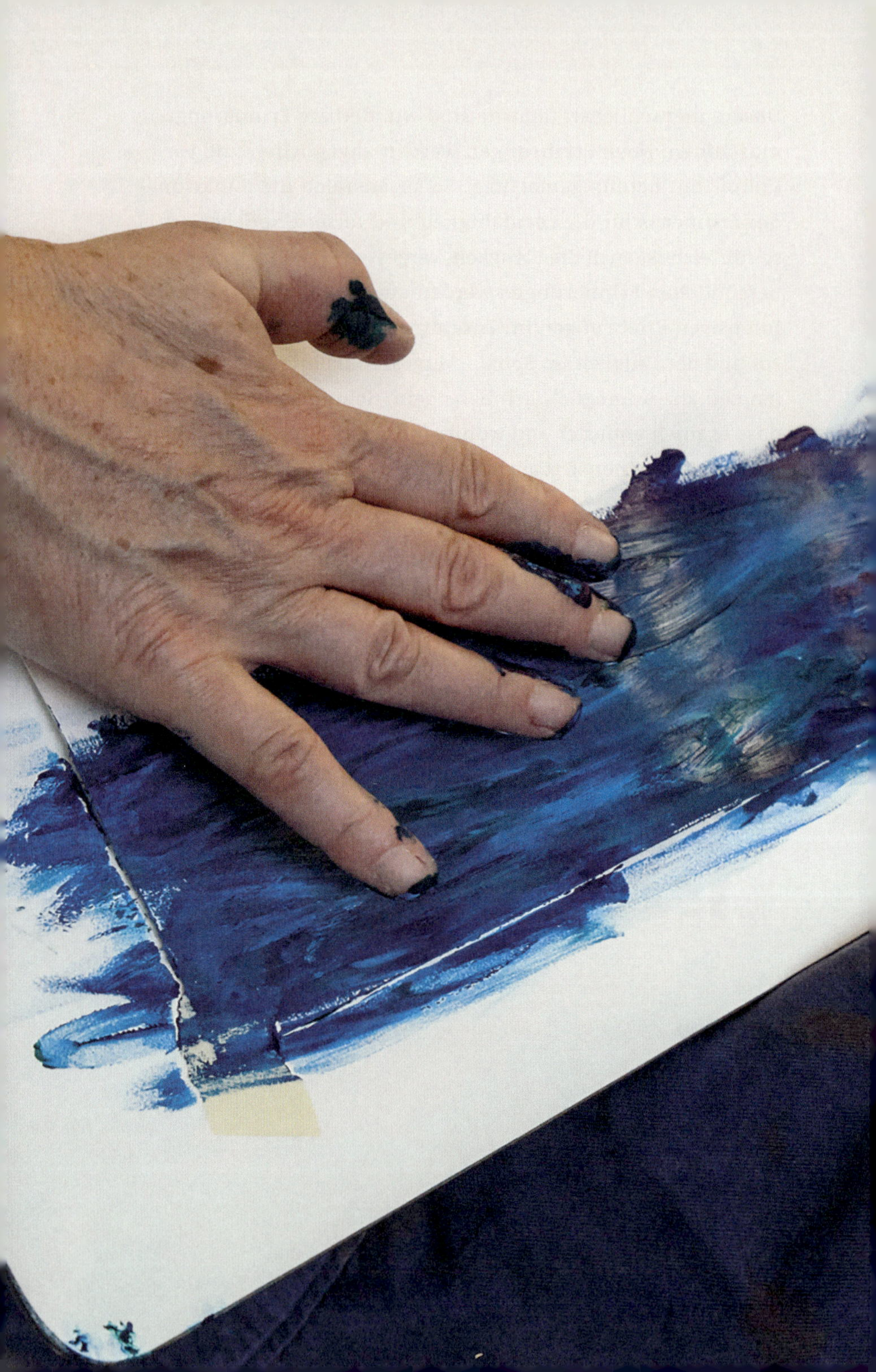

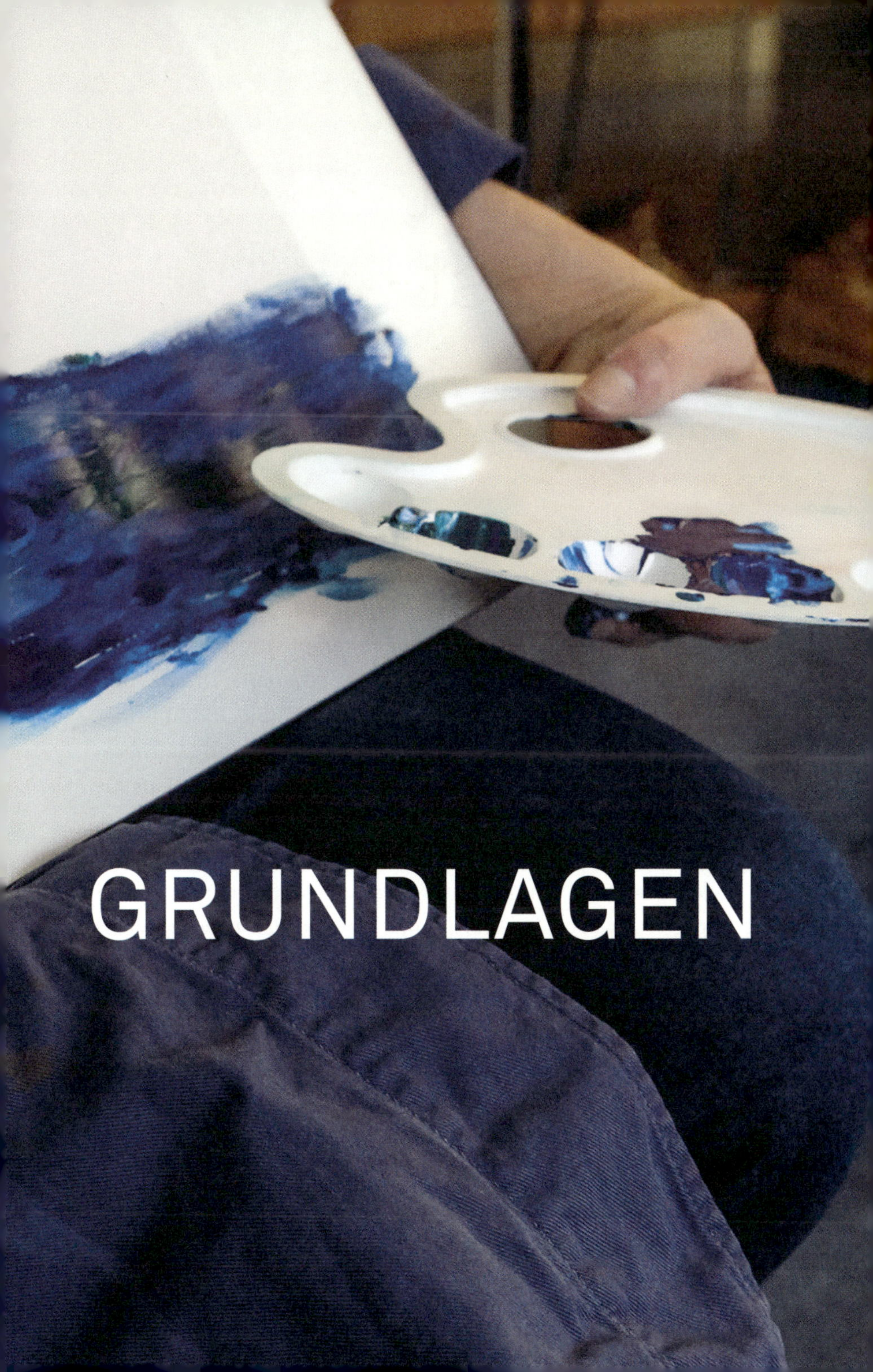

GRUNDLAGEN

Kunst, Kreativität und Kunsttherapie

Die Berufsbezeichnung KunsttherapeutIn ist der Oberbegriff für TherapeutInnen, die mit künstlerischen Mitteln arbeiten. In der Schweiz gibt es die Eidgenössische Höhere Fachprüfung für Kunsttherapie seit 2011.[2] Kunsttherapie umfasst folgende Fachrichtungen: Bewegungs- und Tanztherapie, Drama- und Sprachtherapie, Gestaltungs- und Maltherapie und intermediale Therapie. Als ausgebildete Gestaltungs- und Maltherapeutin bevorzuge ich Farben, Papier, Finger und Pinsel als Arbeitsmittel.

Als Kunsttherapeutin setze ich mich immer wieder mit den Begriffen »Kunst« und »Kreativität« auseinander. Beide sorgen zuweilen für Verwirrung, weil sie sich teilweise überschneiden, sich gar gegenseitig bedingen. Kunst ohne einen Funken Kreativität? – Schwer vorstellbar. Kreativität führt jedoch nicht unbedingt zu Kunst. Inwiefern Werke von Kindern,

2 Die Dach-Organisation OdA (Organisation der Arbeit) artecura befasst sich mit dem Berufsbild und dessen Weiterentwicklung, der Kontrolle, Prüfungsorganisation und der Positionierung in der Berufslandschaft der Schweiz.

Menschen in psychiatrischen Einrichtungen oder Werke aus der Kunsttherapie zur Kunst zu zählen sind, ist eine spannende Frage. Jeder Mensch kann für sich Inhalte finden, denen jemand anderes mit Unverständnis begegnen mag. Ich muss gestehen, dass ich vor allem für den Begriff der Kunst bisher noch zu keiner abschließenden Definition kommen kann. Zu schillernd sind all die Facetten, die sich immer wieder auf neue Weise zusammensetzen lassen.

Kreativität hingegen würde ich als ein dynamisches Zusammenspiel von Wahrnehmung, Wissen, Motivation und Persönlichkeitsmerkmalen bezeichnen. Sie kann sich in den verschiedensten Wirkungsgebieten des Lebens manifestieren. Nicht nur Menschen, auch Tiere zeigen kreatives Verhalten. Von Bedeutung sind Neugier und waches Interesse, Assoziationsfreude, Bereitschaft zum spielerischen Ausprobieren, Fähigkeit zum Perspektivwechsel und Mut zur Grenzüberschreitung. Ungewöhnliche, überraschende Lösungen können sich zeigen, wenn wir bereit sind, auf unsere Intuition zu achten und ihren Eingebungen zu folgen. Denkender Verstand allein führt meist nur zu bereits bekannten Wegen, die schon oft beschritten wurden und doch nicht den verborgenen Kern zu berühren vermögen.

Ziel der Kunsttherapie ist es, Ressourcen zu aktivieren, Sinneswahrnehmung und die Wahrnehmung äußerer und innerer Vorgänge zu fördern. Sie stärkt die Selbstheilungskräfte und unterstützt persönliche Entwicklungsprozesse. Als Werkzeug dienen künstlerische Mittel, daher der Name Kunsttherapie. Dabei wird die individuelle Kreativität aktiviert, und manchmal geht es tatsächlich auch um künstlerischen Ausdruck und Freiheit.

In jeder kunsttherapeutischen Situation, auch fern vom Spital, sind mindestens zwei Menschen involviert mit ganz unterschiedlichen Lebensgeschichten, Herausforderungen und Möglichkeiten. Nicht nur der oder die KlientIn befindet sich in einer Lernsituation, sondern auch der oder die TherapeutIn wird gefordert.

Durch meine Arbeit gerate ich immer wieder in Grenzbereiche, von deren Existenz ich bisher nichts gewusst habe. Es braucht wache Sinne, Einfühlungsvermögen, Neugier und manchmal Mut zur subtilen Herausforderung des Gegenübers. In einer guten Therapie wird Kreativität stets auf beiden Seiten aktiviert. Hinweise auf gangbare neue Wege erhalte ich, indem ich beobachte und auf Veränderungen im Verhalten reagiere: Was bedeutet das kleine Lächeln, das gerade über das Gesicht gehuscht ist? Ist der Atem fließend, oder stockt er? Was ist gerade passiert, gedacht worden, als der Atem angehalten wurde? Kann ich Blickkontakt herstellen? Entsteht eine entspannte, fließende Kommunikation? – Genauso achte ich auf meine eigenen Körperempfindungen, Gedanken und Gefühle. So gestaltet sich jeder Therapieprozess in einem lebendigen, gegenseitigen Austausch von verbalen und nonverbalen Signalen. Letztlich lässt sich zwar vieles darüber aussagen, und die Wichtigkeit von schlüssigen Erklärungen ist nicht zu bestreiten, doch Wandlung vollzieht sich auf eigenartige Weise – kann plötzlich und unerwartet passieren oder leise, beinahe unmerklich.

Wichtigstes Anliegen der kunsttherapeutischen Arbeit mit PalliativpatientInnen ist es mitzuhelfen, die individuelle Lebensqualität der PatientInnen zu verbessern. Was das für die einzelnen Menschen bedeutet und wie es erreicht werden kann, muss immer wieder neu entdeckt werden. Dabei kann ein Gespräch helfen, vielleicht auch ein Gespräch mit einer nahestehenden Person. Zuweilen braucht es jedoch weniger Worte, eher Zuwendung und verstehende Anteilnahme. Behutsames Annähern und Kennenlernen gelingt mir besser, wenn ich mit den Kranken etwas tun darf. Oft zeige ich ihnen zuerst die Farben und das Material. So kann schon einmal die anfängliche beidseitige Befangenheit etwas vermindert werden. Wie in einigen der folgenden Beispiele beschrieben, entsteht möglicherweise schon eine Idee, wie wir zusammen weitergehen könnten. Vielleicht möchte jemand gleich beim ersten Treffen malen. Was für ein großartiger Beweis von Mut und Vertrauen! Manchmal geschieht die Annäherung auf holprigem Weg – auch solche Beispiele werden in diesem Buch erzählt.

Wenn mir eine Verbindung gar nicht gelingen will und ich keinen Zugang zu einem oder einer PatientIn finde, muss ich auch damit fertig werden. Dies geschieht leider öfter, als es für die Leserinnen und Leser den Anschein macht. Ich besuche die PatientInnen meist nicht auf ihren Wunsch, sondern auf den Vorschlag der ÄrztInnen und der Pflegenden. Auch wenn ich mir wirksame Strategien zurechtgelegt habe, wie ich mit den Kranken ins Gespräch kommen und ihr Vertrauen gewinnen kann, respektiere ich deren Wunsch nach Ruhe. Schon beim Erstbesuch abgewiesen zu werden ist für mich alles andere als angenehm. »Mit Kunst und Malerei habe ich bisher nichts am Hut gehabt«, »Ich fange jetzt nichts mehr Neues an«, »Ich mag nicht« – sind Aussagen, denen ich täglich auf der Palliativstation begegne, wenn ich den PatientInnen Kunsttherapie oder Maltherapie vorschlage. Diese Situationen erfordern viel Fingerspitzengefühl, und hier nicht gleich wieder den Rückzug anzutreten ist eine der größten Herausforderungen. Das sind Gründe, um immer wieder über mich und meine Arbeit nachzudenken. So notwendig und wichtig es ist, mich und mein Tun kritisch zu reflektieren, so unerlässlich ist es, den Fokus anschließend wieder auf das mögliche Gelingen zu legen und auf meine tiefe Überzeugung, den PatientInnen mit der Kunsttherapie etwas Gutes tun zu können.

Palliative Care und Lösungs-orientierte Maltherapie

Wir alle bringen eine ureigene Lebensgeschichte und eine persönliche Art der Bewältigung des Lebens mit. Unsere Stärken und Schwächen sind individuell ausgeprägt. Was uns hilft und was uns hindert, macht einen Teil unseres Wesens aus. Wir hegen verschiedene Vorstellungen darüber, was Lebensqualität bedeutet. Fragen der Religiosität und Spiritualität beschäftigen uns auf unterschiedliche Weise. Unterschiedlich ist auch, wie wir mit Lebenserfahrungen und den damit verbundenen Emotionen umgehen: Manche Menschen sind neugierig, sie lieben es, neue Erfahrungen zu machen. Es gibt optimistische, kommunikative, ja, extrovertierte Menschen. Andere sind zurückhaltend, vorsichtig, vielleicht sogar ängstlich. Diese Individualität ist eine Gegebenheit unseres Menschseins. Eine andere ist das, was uns verbindet: Wir sind auf die gleiche Weise fühlende Wesen. Wir kennen Schmerz und Trauer, ängstigen und ärgern uns, hoffen, erfahren Enttäuschung und Wut, Ekel, Verwirrung und immer wieder Momente des Glücks und der Freude. Das Wissen um die Gemeinsamkeit und meine eigenen Lebenserfahrungen, die alle eng mit Emotionen verbunden sind, machen es mir möglich, andere zu verstehen: mit zu fühlen. Empathie empfinden zu können ist eine Voraussetzung, um den Patientinnen und Patienten auf der Palliativstation zu begegnen.

Viele, sogar die allermeisten PatientInnen auf unserer Palliativstation befinden sich in körperlich und emotional stark belastenden Lebensumständen. Sie leben mit einer komplexen, chronischen und/oder lebensbedrohenden Krankheit. Das bedeutet, dass sie mit Symptomen wie extremer Müdigkeit und Erschöpfung, Schwäche, Schwindel, Übelkeit, Schmerzen, Atemnot und anderem zurechtkommen müssen. Sie sind auf Medikamente angewiesen, die Nebenwirkungen zeigen können. Dazu kommen Einschränkungen in der Bewegung, Appetitverlust, Abbau der Selbstkontrolle und Konzentrationsfähigkeit. Viele Tätigkeiten, die früher Freude bereitet und Erfüllung gebracht haben, sind jetzt nicht mehr möglich. Das Vertrauen in den eigenen Körper und seine Fähigkeiten kann durch die Erfahrung der Krankheit und deren Auswirkungen massiv erschüttert sein oder sogar verloren scheinen. Viele meinen auch die Fähigkeit, Freude und Dankbarkeit zu empfinden, eingebüßt zu haben.

Es kann sein, dass jemand schon Jahre mit der Krankheit lebt und müde wird, dagegen anzukämpfen. Resignation und Trauer mögen dann bei den Emotionen im Vordergrund stehen. Vielleicht hat jemand erst kürzlich die Diagnose einer lebensbedrohenden Krankheit erfahren. In diesem Fall befindet er sich noch am Anfang des Verarbeitungsprozesses, fassungslos darüber, was mit ihm gerade passiert. Angst, Wut, Trauer und Verwirrung begleiten diese Phase. Manche haben Mühe hinzunehmen, dass sie nun auf Hilfe bei der Körperpflege und anderen Aktivitäten angewiesen sind. Sie fühlen sich als Belastung für die Angehörigen; Scham kann ein quälendes Gefühl sein.

Auseinandersetzung mit einer schweren Krankheit bedeutet Auseinandersetzung mit Verlust und in letzter Konsequenz auch mit dem eigenen Lebensende. Davon betroffen sehen sich auch die Angehörigen des oder der Kranken. In manchen Fällen scheinen sie sogar belasteter als die Kranken selbst. Ab dem Moment, in dem die Krankheit des Partners, der Partnerin, des Vaters, der Mutter, des Sohnes, der Tochter, der Schwester, des Bruders oder des Freundes, der Freundin Einzug in ihr Leben gehalten hat, hat sich die jeweilige Beziehung stark verändert. Viele gemeinsame Aktivitäten müssen beispielsweise aufgegeben werden, die Krankheit nimmt auch in den alltäglichen Gesprächen enorm viel Raum ein. Die Pflege des oder der Kranken durch die Angehörigen zu Hause erfordert viel Kraft und Zeit. Erschöpfung auch aufseiten der pflegenden Angehörigen kann die Folge sein. Dies alles vermittelt eine Idee davon, womit ich es zu tun habe bei der Ausübung meines Berufes auf einer Palliativstation. Die Vielfalt menschlicher Erfahrungen und Empfindungen kann jedoch nicht vollständig erfasst und in Worten wiedergegeben werden.

Was kann nun die Kunsttherapie und speziell Maltherapie den Kranken und ihren Angehörigen in der oben dargestellten Situation mit all den Belastungen bringen? Zum einen Ablenkung und Abwechslung – das tönt zunächst banal. Doch die Umgebung in einem Spitalzimmer ist arm an Reizen. Dies macht sich vor allem dann bemerkbar, wenn jemand das Zimmer nicht mehr aus eigener Kraft verlassen kann. Reizarmut kann dazu führen, dass sich jemand einem Gedankenkarussell ausgeliefert fühlt: Immer wieder aufs Neue tauchen gleichartige Gedanken auf, umkreisen die Sorgen und vermögen sie doch nicht aufzulösen. Das Denken nährt auf diese Weise die immer gleichen Gefühle. Scheinbar fehlt ein Anstoß, um auf andere Gedanken zu kommen. Schon nur die Farben auf dem mobilen Malatelier anzuschauen und sie zu riechen und der Kunsttherapeutin zu begegnen kann eine wohltuende Abwechslung sein. Im Unterschied zu Pflegenden und ÄrztInnen wird sich die Kunsttherapeutin nicht mit den körperlichen Beschwerden und medizinischen Notwendigkeiten befassen. Sie ist auch keine Angehörige, die bestimmte Sorgen bedrücken mögen. Das Gespräch mit ihr wird also einen ganz anderen Verlauf nehmen: »Welche Farbe möchten Sie denn sehen?«, »Haben Sie eine bestimmte Lieblingsfarbe?«, »Gibt es einen besonderen Ort, den Sie gerne sehen möchten?«, »Haben Sie eine Lieblingsblume, ein Lieblingstier, eine Lieblingsbeschäftigung?« – und unversehens stehen ganz andere Themen im Vordergrund. Mit solchen Fragen versuche ich auf die Spur wichtiger Ressourcen dieser Menschen zu kommen. Sie sind Wegweiser zu verloren geglaubten Emotionen wie Freude, Glück und Dankbarkeit.

Ich kann niemals im Voraus wissen, was mit jemandem passiert, der oder die sich dazu entschließt, sich auf die Maltherapie einzulassen. Mit bestem Wissen und Gewissen versuche ich, dem oder der Kranken mit dem Malen ein bereicherndes Erlebnis zu bieten. Immer bin ich mir im Klaren, dass wir uns in einer palliativen Situation befinden und dass mein Gegenüber eines besonderen Schutzes bedarf: Respekt und Achtung, Berücksichtigung seiner oder ihrer individuellen Art und Bedürfnisse, Schutz vor Überforderung und Überreizung.

Hier kommt die Lösungsorientierte Maltherapie (LOM®) ins Spiel. Sie eignet sich sehr gut als Methode der Kunsttherapie in Palliative Care, da sie im Unterschied zu anderen kunsttherapeutischen Methoden nicht mit Ausdruck, sondern mit Eindruck arbeitet. Reiner Ausdruck der gegenwärtigen Befindlichkeit könnte sogar schädlich sein, weil belastende Emotionen wie Angst, Wut oder Verwirrung bildlich sichtbar bleiben und auf den oder die PatientIn weiterhin einwirken würden. Um einen positiven Effekt zu erzielen, wäre ein Ausdrucksbild langsam einer Wandlung der inneren Befindlichkeit anzupassen. Das kann ein anstrengender, zeitintensiver Prozess sein. Beides, Zeit und Kraft, haben unsere PatientInnen nicht mehr im gleichen Maße zur Verfügung wie in relativ gesunden Tagen. Demgegenüber steht ein psychischer Leidensdruck, der eigentlich nach möglichst sofortiger Entlastung ruft. Was kann LOM® in dieser Situation bieten?

In der Lösungsorientierten Maltherapie werden unter Anleitung einfache, klare Bilder geschaffen, die keine verstörenden Emotionen auslösen. Zudem wird darauf geachtet, dass die Bilder mit langsamen, ruhigen Bewegungen gemalt werden. Denn das Bewegungsmuster hinterlässt ebenfalls einen Eindruck: Schnelle Bewegungen vermitteln einen Eindruck von Gefahr und vermögen Angst auszulösen, während langsame Bewegungen Ruhe und Gefahrlosigkeit signalisieren. Ausdrucksbilder in belasteten Situationen gemalt, entstehen oft mit schnellen, vielleicht sogar heftigen Bewegungen. So geschaffene Bilder würden eher noch verstärken, was eigentlich ausgedrückt und überwunden werden will.[3]

Wie Bilder Emotionen auslösen, erfahren wir tagtäglich in Werbung, Politik und Medien. Das Wasser läuft uns im Mund zusammen, wenn wir auf einem Plakat ein knusprig gebratenes Hähnchen sehen. Ja, wir meinen sogar den Duft zu riechen. An einem grauen Tag vermag das Bild einer Blumenwiese unter blauem Himmel unsere Stimmung zu heben. Möglicherweise sinnen wir dadurch angeregt angenehmen Erinnerungen nach, innere Bilder steigen auf. Doch die mediale Flut an Bildern, die Gewalt, Elend und Ungerechtigkeit zeigen, löst belastende Emotionen aus. Diese Tatsachen belegen, dass es keineswegs belanglos ist, welche Bilder uns umgeben. Somit werde ich auf

---

3 Vgl. Bettina Egger und Jörg Merz: *Lösungsorientierte Maltherapie: Wie Bilder Emotionen steuern*, Bern: Hans Huber, 2013.

der Palliativstation sorgfältig darauf achten, Bilder zu schaffen, die nicht mit belastenden Emotionen gekoppelt sind.

Gefühle sind jedoch nicht immer und unmittelbar mit Bildern verknüpft. Für die Lösungsorientierte Maltherapie wurde deshalb ein Verfahren entwickelt, um mithilfe von Metaphern starke Gefühle bearbeiten zu können. »Das Wort Metapher stammt aus dem Griechischen und ist abgeleitet vom Wort ›metàphérein‹, was wörtlich ›an einen anderen Ort tragen‹ bedeutet.«[4] Als Metaphern bezeichnen wir in der LOM® klare, einfache Bilder, die nicht einer Interpretation des schwierigen Gefühls gleichkommen. Ein solches Sinnbild würde eine Denkleistung erfordern, was das unmittelbare Erkennen verunmöglichen würde. Geometrische Formen, wie zum Beispiel das rote Quadrat (s. S. 36), aber auch eine Blume, eine Frucht oder ein Luftballon können als Metapher infrage kommen. Ziel ist es, das schwierige Gefühl wahrzunehmen und während des Malens langsam eine Wandlung zuzulassen. Passieren kann dies nur, wenn der oder die PatientIn seinen oder ihren Fokus gleichzeitig auf das innere Empfinden wie auf das gegenwärtige Geschehen, den Malvorgang zu lenken vermag und der Verstand nicht mit vergleichenden und wertenden Gedanken beschäftigt ist. Das Malen sorgt dafür, dass Hand und Augen in einer komplexen Aktion im Hier und Jetzt koordiniert werden müssen, während ein neutral bewertetes Bild mit langsamen Bewegungen entsteht. Beides zusammen erlaubt es dem Gefühlszentrum, eine Erfahrung abzuspeichern, die besagt: Es ist möglich, ein schwieriges Gefühl wahrzunehmen, auszuhalten und allmählich in eine ruhige, neutrale Stimmung zu wandeln. Das Bild wird ebenfalls in diesem Zusammenhang gespeichert und funktioniert später immer wieder als Anker für diese Erfahrung.

---

4 Ebd. S. 32.

Malen nach Diktat

Frau M., ca. 70 Jahre alt, war fünf Tage vor meinem Erstbesuch auf die Station gebracht worden, weil sie während einer palliativen Chemotherapie massive Nebenwirkungen in Form von Schwindel und Übelkeit erlitten hatte. Die Beschwerden waren so schlimm, dass sie sich nicht vorstellen konnte, je wieder aufzustehen. Lieber wollte sie sterben. In der Zwischenzeit wirkten aber die neu in der richtigen Dosierung eingesetzten Medikamente und regelmäßige Physiotherapie. Mit Hilfe konnte sie nun wieder aufstehen.

Sie saß aufrecht im Bett und blickte mir mit wachen Augen entgegen. Ich hatte eine zarte, zerbrechlich wirkende Person vor mir. Sie äußerte sich anfangs eher skeptisch, ob denn Maltherapie ein für sie wünschenswertes Angebot sein könnte. Gleichzeitig schaute sie aber neugierig zu meinem Wagen mit den Farben. Sie wollte mehr darüber hören. Irgendwie schien mir, dass es ihre Höflichkeit verbieten würde, mich abzuweisen.

Ich erklärte ihr, dass sie zum Malen im Bett sitzen bleiben könne. An den Farbstiften und Kreiden zeigte sie kein Interesse, hingegen schaute sie die Gouache-Farben gerne an und roch daran. Die Farben sind in Dosen abgefüllt und zeigen ein leuchtendes Rund, wenn diese offen sind. Es ist ein starker visueller Reiz, wenn die Augen an eine Spitalumgebung gewöhnt sind. Zudem sind diese Farben mit einem Salbeiöl versetzt, was für die meisten Menschen ein angenehmer Duft ist. Das Geruchsempfinden ist ein Sinn, der eng mit dem Gefühlszentrum im Gehirn verbunden ist. Jeder zusätzliche Sinnesreiz in einer bestimmten Erfahrung, der mit positiven Gefühlen gekoppelt wird, hilft dabei, die Erfahrung zu verstärken und als insgesamt angenehm abzuspeichern. Das Malen aktiviert verschiedene Sinne: das Sehen, Riechen und Hören, den Tast- und Bewegungssinn.

Frau M. wollte nun doch das Malen ausprobieren. Ich hatte kurz den Eindruck, dass sie es mir zuliebe tat. Sie trug grüne Farbe spielerisch mit dem Finger auf. Mit schwachen, zittrigen Händen ist es viel einfacher, die Farbe mit dem Finger auf das Papier zu bringen, als einen Pinsel zu führen. Es vermittelt so ein besseres, direktes Gefühl für die Gestaltung.

Nach kurzer Zeit schien sie zu ermüden und begann ihr Tun abzuwerten. Sie bezeichnete es als Kindermalerei. Schade, fand ich. Ich hätte ihr gern ein befriedigendes Malerlebnis bieten wollen. Mir war jedoch aufgefallen, dass sie die dunkelblaue Farbe angeschaut hatte und dabei ein kleines Leuchten über ihr Gesicht gehuscht war. Die Patientin zeigte Freude an den Farben, hatte jedoch die Kraft nicht, um einen Malprozess über die nötige Zeit zu gestalten. Aus diesem Dilemma heraus schlug ich ihr ein Experiment vor: Ich würde für sie ein Bild nach ihren Wünschen malen. Neugierig geworden, willigte sie ein. So begann ich mit Dunkelblau auf dem unteren Blattrand langsam hin und her zu malen. Dabei richtete ich es so ein, dass sie eine direkte Sicht auf die Entstehung des Bildes hatte. Sie sollte meine Hand ebenso wie mein Gesicht beobachten können – und ich ihres. Ich bin als Therapeutin auf die Informationen angewiesen, die aus den nonverbalen Signalen meines Gegenübers sprechen, deshalb muss meine Position so sein, dass ich ungezwungen Sichtkontakt herstellen kann.

Auf meine Frage, was man denn mit Dunkelblau malen könnte, meinte sie fragend: »Einen See oder das Meer?« – »Was hätten Sie denn gern?« Sie strahlte: »Das Meer!« Wetter und Seegang wünschte sie entschieden stürmisch zu sehen. So malte

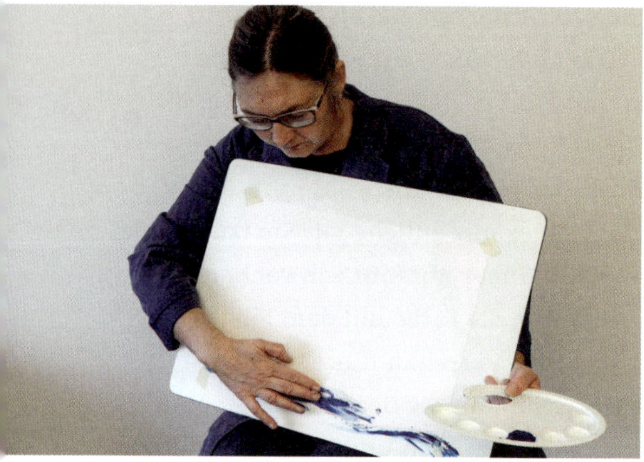

ich entsprechend weiter, zwar mit Seegang und Himmel in stürmischen Farben, aber mit betont langsamen Bewegungen, sodass sie jederzeit eingreifen konnte, wenn es genug war. Mir war klar, dass ich sie weder mit heftigen Bewegungen noch mit Seegang bis zum Blattrand weiter aufwühlen wollte. Ich versuchte das Bild so zu steuern, dass ein Horizont entstand. Nun meinte sie, dass es jetzt doch ein wenig aufklaren könnte. Auch das ließ sich leicht gestalten. Ich spürte, dass sie ganz bei der Sache war und fasziniert meine Hände beobachtete. Sie genoss es enorm zuzusehen, wie das Bild unter ihren Augen entstand. Als Meer und Himmel fertig waren, fragte ich sie, ob denn jetzt noch etwas fehlen würde. »Die Sonne!«, meinte sie strahlend, und diese wollte sie nun selbst malen. Beherzt tunkte sie ihren Zeigefinger in die gelbe Farbe und malte die Sonne. Nun war sie zufrieden.

Nach dem Malen berichtete sie mir von einer stürmischen Überfahrt auf die Galapagosinseln, an die sie das Bild erinnert hatte. Vom Unterwegssein, von stürmischen Zeiten – dabei klang auch die kürzlich ausgestandene Krise mit den Nebenwirkungen der Chemotherapie an – und von zahlreichen Reisen rund um den Globus wusste sie mir zu erzählen. Frau M. zeigte sich fasziniert von fremden Kulturen und Sprachen. Ihre Schilderungen waren lebendig und schlossen verschiedene Dimensionen von Sinnlichkeit ein: Farben und Glanz chinesischer Seidenstoffe, Düfte und Gewürze brachte sie mir näher. Durch das Malen dieses Bildes habe ich sie als Menschen kennengelernt mit einem weiten inneren Horizont. Neugier schien mir ein Wesenszug von ihr zu sein. Zum Schluss hängte ich das Bild so auf, dass sie jederzeit einen Blick darauf werfen konnte.

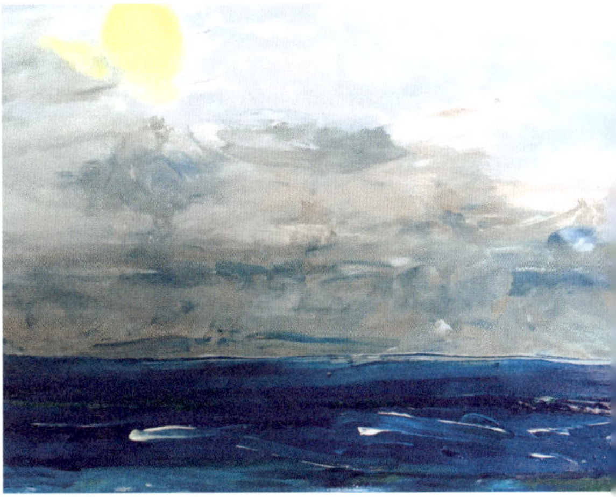

Und auch für mich war diese Begegnung eine Horizonterweiterung. Ich habe dadurch die Methode des Malens nach Diktat für mich entdeckt und aus erster Hand erfahren, wie wertvoll sie gerade für PalliativpatientInnen sein kann. Seit diesem Erlebnis schlage ich häufig vor, für die PatientInnen zu malen.

Intuition und Spiegelung

Normalerweise hat Maltherapie den Vorteil, dass der oder die KlientIn (hier die PatientInnen) selbst etwas tun können. Unsere PatientInnen sind jedoch oft zu erschöpft und zu schwach, um sich selbst zu betätigen. Hinzu kommt, wie in anderen kunsttherapeutischen Situationen auch, dass es sich viele gar nicht zutrauen. Das Selbstvertrauen müsste in einem länger dauernden Prozess erst aufgebaut werden. Da die PatientInnen auf der Palliativstation voraussichtlich lediglich drei Wochen verbringen und ich sie nur ein- bis zweimal in der Woche besuchen kann, fehlt dafür die Zeit und aufgrund der körperlichen Verfassung auch die Kraft dazu. Und doch könnten das Malen und die Bilder mithelfen, ihre Lebensqualität zu verbessern. So habe ich gemerkt, dass es hilfreich sein kann, wenn ich für die PatientInnen ihre inneren Bilder male. Das hat darüber hinaus den Vorteil, dass ich den Prozess sanft so steuern kann, dass einfache, klare Bilder, im Sinn einer Lösungsorientierten Maltherapie, entstehen.

Anfangs war ich ob der Wirkung noch ein wenig verblüfft. Doch mit zunehmender Erfahrung mit dieser Methode stellte ich immer wieder fest: Es wirkt so, als hätten die PatientInnen die Bilder selbst gemalt. Sie können sich dabei sogar besser entspannen und sich ganz dem Entstehungsprozess hingeben. Sie hindern sich weniger mit abwertender Haltung und der Bemühung um genügend gutes Gestalten. Auf diese Weise gelingt es ihnen vielleicht sogar besser, eine Wandlung ihrer inneren Befindlichkeit zuzulassen.

Anfangs fragte ich mich: »Warum wirkt diese Methode?« Dann fiel mir auf, dass sich diese Übertragung, diese Spiegelung einer Haltung oder eines Gemütszustands auch im Alltag beobachten lässt: Ein Fremder lächelt mich auf der Straße an und wie durch Zauber lächelt mein Gesicht zurück – unmittelbar, unwillkürlich und mühelos. Lachen und Gähnen wirken ansteckend – das haben wir alle schon oft erfahren. Wer einmal das spiegelnde Mienenspiel zwischen einem Elternteil und einem Säugling beobachtet hat oder selbst beteiligt war, kennt die Faszination der gegenseitigen Spiegelungen. Was, wenn diese Alltagsphänomene mit der beobachteten Wirkung beim Malen der Bilder für die PatientInnen in Zusammenhang gebracht werden könnten? Nach mehrmaligem Anwenden der Methode und deren für mich offensichtlichen Wirkung habe ich nach einer Erklärung gesucht. Gefunden habe ich sie in der Theorie der Spiegelneurone:

»Nervenzellen des Gehirns, die im eigenen Körper einen bestimmten Vorgang, zum Beispiel eine Handlung, steuern oder eine Empfindung oder ein Gefühl erzeugen können, zugleich aber auch dann aktiv werden, wenn der gleiche Vorgang bei einer anderen Person nur beobachtet wird, heißen Spiegelnervenzellen bzw. Spiegelneurone. Ihre Resonanz setzt spontan, unwillkürlich und ohne Nachdenken ein. Die Spiegelresonanz ist [...] in der

Lage, bei der in Beobachterposition befindlichen Person Vorstellungen anzuregen, Gedanken und Gefühle hervorzurufen [...]«[5]

Joachim Bauer liefert in seinem Buch einen Überblick über die Entdeckung der Spiegelzellen und erklärt deren Bedeutung für das Lernen und das menschliche Zusammenleben. Lernen durch »Nachahmung« bei Säuglingen und Kindern ist kein bewusster Vorgang, sondern den Hirnstrukturen zu verdanken, die an den Spiegelungsprozessen beteiligt sind. Soziales Lernen und Phänomene wie Empathie und Intuition haben also eine biologische Grundlage. Somit ist erklärbar, warum die PatientInnen beim Beobachten meiner malenden Hand hingebungsvoll auf das Blatt schauen, konzentriert und ruhig werden. In ihren Spiegelnervenzellen laufen die gleichen Aktivitätsmuster ab, wie wenn sie den Vorgang selbst ausführen würden. Ebenso werden auch Empfindungen und Emotionen gespiegelt. Wenn ich also ein ruhiges Selbstvertrauen vermitteln kann und dabei langsam malend und empathisch auf die PatientInnen mit ihren individuellen Wünschen eingehe, können sie sich allmählich anpassen und beruhigen. Das Malen ist ein lebendiger Prozess, der gegebenenfalls verlangsamt werden kann, um den PatientInnen mehr Zeit für die Wandlung ihrer Gefühle und Gedanken zu geben.

Mit den Methoden der Lösungsorientierten Maltherapie, die ich – mitunter durch das Erlebnis mit Frau M. – an die Bedürfnisse und Möglichkeiten der PalliativpatientInnen angepasst habe, entstehen einfache, klare Formen, die schnell und

---

5 Joachim Bauer: *Warum ich fühle, was du fühlst: Intuitive Kommunikation und das Geheimnis der Spiegelneurone*, München: Heyne, 2016, S. 60. Die ausführlichen Erklärungen zu den Hirnstrukturen können hier in nachgelesen werden.

eindeutig erkannt und eingeordnet werden können und damit eine beruhigende Wirkung ausüben.

Wie stark ich mich tatsächlich auf diese durch gegenseitige Spiegelung entstehende Intuition verlassen kann, zeigte sich bei meinem nächsten Besuch bei Frau M.

Frau M. hatte wieder Lust auf Farbe. Sie wählte diesmal ein ganz helles Blau, das ich eigens für sie mit viel Weiß mischte. Wie beim letzten Mal wollte sie, dass ich für sie ein Bild malen würde. Ich begann am unteren Bildrand mit diesem weißlichen Hellblau hin und her zu malen und hatte nach kurzer Zeit den Gedanken, dass es möglicherweise eine Bergkette im Schnee war, die sich hier zeigen wollte. So gestaltete ich mit einem Minimum an Bewegung in diese Richtung weiter und ließ ihr die Wahl, ob sie darauf eingehen wollte. Sie merkte an, dass sie die Schneeberge lieben würde. Ich fragte sie nach der Tageszeit auf dem Bild, und sie wünschte sich eine Abendstimmung. So entstand ein klares Bild einer Bergkette, vom letzten Licht der Sonne leicht beschienen. Frau M. war hingebungsvoll beteiligt und fasziniert vom Gestaltungsprozess. Sie verglich das erste mit dem eben jetzt entstandenen Bild und wies auf den Unterschied hin: »Zuerst Sturm und jetzt Klarheit.« Auch dieses Mal berichtete sie mir von ihren Reisen. Einst war sie eine sportliche Alpinistin gewesen. Sie hatte sogar das Matterhorn bestiegen und war in den Himalaya gereist. Nun schien sie ganz verbunden zu sein mit dem Reichtum ihrer Erfahrungen. Ein Bedauern, dass solche Erlebnisse nun der Vergangenheit angehörten, war für mich nicht spürbar. Vielmehr nahm ich staunend ihre Freude und Dankbarkeit wahr.

Mit der Theorie der Spiegelnervenzellen ist nicht nur erklärbar, warum die PatientInnen sich beruhigen können, wenn sie beim Malen zuschauen, sondern auch, warum ich dabei manchmal sonderbar scheinende Eingebungen habe. Der Prozess der Spiegelungen passiert gegenseitig. So werden auch bei mir Vorstellungen, Gedanken und Emotionen wachgerufen. Intuition ist das wundersame Ergebnis dieser gegenseitigen Spiegelung. Umgekehrt fordert diese Gegenseitigkeit, dass ich in zentrierter, klarer Verfassung in die Begegnung gehe und mir meiner Rolle und Absicht stets bewusst bin.

Unsere Gehirne verfügen aber zum Glück nicht nur über die Areale der Spiegelneurone, die spontan und unwillkürlich arbeiten, sondern auch über ein zweites System, das gewährleistet, dass wir Menschen meist doch mit einer gewissen Vernunft durch das Leben gehen können. Bewusste Vorstellungen von Motiven, Absichten und Persönlichkeitseigenschaften anderer Menschen erzeugen wir durch Nachdenken. Dieses zweite System mit Sitz im Stirnhirn benötigt mehr Zeit, um wirksam zu werden. Beide Systeme zusammen leisten also ihren Beitrag in der Interaktion mit Menschen.[6]

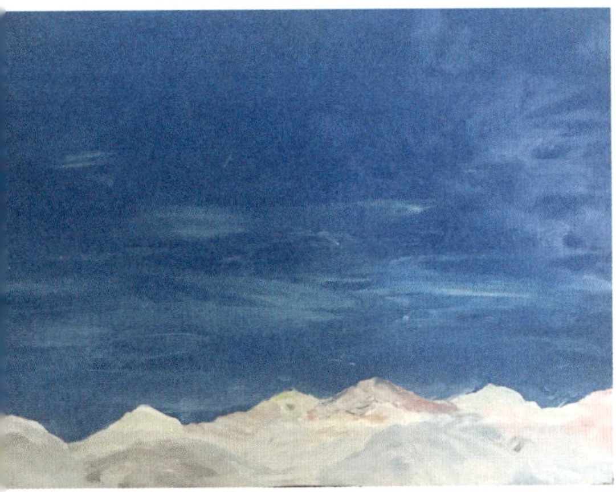

Der Intuition zu vertrauen und zu folgen fällt mir leichter, seit ich die biologische Grundlage dafür kenne. Dabei achte ich darauf, dass ich, wenn möglich, nicht ganz spontan und unwillkürlich auf die Eingebungen reagiere, sondern einen kurzen Moment innehalte und mich bewusst dafür entscheide, den sonderbaren Einfall zu beachten. So habe ich mich im Fall von Frau M. be-

6 Vgl. Joachim Bauer: *Warum ich fühle, was du fühlst: Intuitive Kommunikation und das Geheimnis der Spiegelneurone*, München: Heyne, 2016, S. 60.

wusst dafür entschieden, den auftauchenden Gedanken – dass es sich um eine Bergkette handeln könnte – ernst zu nehmen. Dankbarkeit und Freude waren zum Schluss nicht nur bei der Patientin aufgetaucht. Auch ich spürte diese wohltuende Stimmung deutlich in mir.

Beim nächsten Besuch fand ich die Patientin aufgewühlt und bedrückt vor. Sie musste sich mit einem bevorstehenden Austritt auseinandersetzen.

Die Palliativstation im Kantonsspital Olten ist dafür vorgesehen, Krisensituationen bei unheilbar Kranken medizinisch, pflegerisch, sozial und spirituell zu begleiten. Die Aufenthaltsdauer ist in der Regel auf die Bewältigung der Krise beschränkt. Daher gehört es auch zum Aufgabenbereich der Station, wenn nötig, für danach einen geeigneten Platz für die Kranken zu finden. Verschlechtert sich der Zustand der PatientInnen während des Aufenthalts im Spital, sodass eine Verlegung nicht mehr möglich ist, werden die PatientInnen weiterhin und bis zum Tod auf der Station betreut.

Das Befinden von Frau M. hatte sich jedoch während ihres Aufenthaltes erfreulicherweise verbessert. Daher suchte die Sozialberatung bereits nach einer geeigneten Anschlusslösung. Die Patientin wusste allerdings noch nicht, wie und wo es für sie weitergehen würde. Dass sie nicht mehr nach Hause zurückkehren konnte, war ihr klar. Eigentlich wollte sie am liebsten im Spital bleiben, wo sie sich inzwischen wohlfühlte und das Personal kannte. Ich fragte sie, ob sie mit mir ein Bild malen möchte, das dieses Gefühl von Druck und Unruhe in eine Form fassen würde.

Ihre vorgängigen Erfahrungen mit dem Malen und das gewachsene Vertrauen in meine Person erlaubten es ihr, dafür bereit zu sein. Ich fragte sie, welche geometrische Form dieses Gefühl denn habe. »Ein rotes Quadrat!«, wusste sie. Da sie nicht genug Kraft aufbringen konnte, um es selbst zu schaffen, malten wir beide abwechselnd mit langsamen Bewegungen daran. Dann bekam das Quadrat noch einen weißen Hintergrund. Beide benutzten wir die Finger, um die Farbe auf das Papier zu bringen. Danach fühlte sie sich ruhiger.

Am nächsten Tag erfuhr Frau M., dass in einem Hospiz in ihrem Wohnkanton ein Platz für sie gefunden worden war.

Sie schien damit gut leben zu können. Ich war froh, dass ich noch Gelegenheit hatte, mich von ihr zu verabschieden. Beide waren wir bewegt, ahnend, dass sie bald ihre letzte Reise vor sich hatte.

Eindruck, Ausdruck und die Macht des Augenblicks

Oft höre ich, dass Gefühle ausgedrückt werden sollten. Diese Ansicht teile ich nicht. Vielmehr stelle ich fest, dass der Mensch sich nicht »nicht ausdrücken« kann. Mimik, Haltung, Bewegungen, Atemrhythmus und Lautäußerungen sind jederzeit Ausdrucksformen. Selbst wenn jemand erstarrt erscheint, ist dies der Ausdruck des gegenwärtigen Befindens der betreffenden Person. Gefühle, Gedanken und Körperempfinden wollen beachtet und gewürdigt werden. Nicht Beachten oder ein gewollt forciertes Ausdrücken führen eher dazu, einen Zustand zu verfestigen und zu verstärken.

So im Fall einer meiner Patientinnen. Sie war in aufgewühlter Stimmung, freute sich aber, die Farben auszuprobieren. Beherzt malte sie mit dem Finger in schnellem Wechsel die Farben auf das Blatt. Zusehends schien sie jedoch verwirrter, die Freude an den Farben schwand, und es wurde ihr sogar übel dabei. Die Malstunde musste abgebrochen werden, und leider gab es keine Gelegenheit mehr, mit ihr weiterzuarbeiten.

Natürlich kann ich niemanden davon abhalten, ein Ausdrucksbild zu malen. Vor allem am Anfang meiner Arbeit mit den Patientinnen und Patienten auf der Palliativstation war ich mir noch nicht in vollem Umfang bewusst, dass es nicht unbedingt von Vorteil ist, Gefühle durch Bilder auszudrücken.

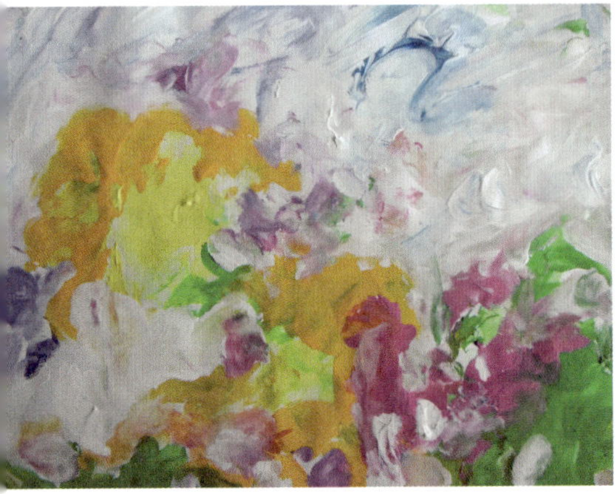

Als Kunsttherapeutin auf einer Palliativstation im Akutspital zu arbeiten bedeutet, dass ich mit Menschen in Kontakt komme, die sich möglicherweise an einer Schwelle befinden, wo der Ausspruch »Wer weiß, ob wir uns wiedersehen werden?« einen ganz realen Hintergrund bildet zu den Begegnungen mit den PatientInnen wie auch mit den Angehörigen.

Es sind existenzielle Bedingungen, die meine Arbeitsweise hier beeinflussen: Ich kann nicht darauf vertrauen, mit jemanden in eine länger dauernde Therapiebeziehung einzusteigen. Themen wie Vertrauen zur Therapeutin, Selbstvertrauen, das Erfahren der Wirksamkeit der Methode und spürbare Fortschritte sind für gewöhnlich langsamer ablaufende Vorgänge, die immer wieder überprüft und manchmal auch von beiden Seiten infrage gestellt werden müssen. Hier auf der Palliativstation passiert dies ebenso, aber unter ganz anderen Vorzeichen. Die Fallbeispiele im nächsten Teil des Buches werden zeigen, dass all dies manchmal in einer einzigen Begegnung passieren kann.

Ich habe in meinen Jahren als Therapeutin gelernt, jede einzelne zusammen verbrachte Stunde als wertvoll zu erfahren. Diese Auffassung widerspiegelt sich auch in einer der sieben grundlegenden Weisheiten der Kahunas, den hawaiianischen Schamanen: »Jetzt ist der Augenblick der Macht.«

Dieser Satz ist natürlich jederzeit im Leben von Bedeutung, doch sein wirkliches Gewicht begann ich erst zu erahnen, als ich mit den PatientInnen auf der Palliativstation zu arbeiten begann: Ich kann immer nur jetzt etwas (mit den Menschen) tun, denn die Zukunft ist nur in unserer Vorstellung der Zeit eine Größe.

Diese Erkenntnis hilft mir, ganz da zu sein – aufmerksam und offen für die gegenwärtige Situation. Und sie hilft mir auch, möglichst keine Belastung mitzunehmen. Ich achte darauf, dass die Bilder möglichst fertig gemalt werden und so nach jeder Malstunde ein sinnvoller Abschluss entsteht. Wenn ich dann die Türe hinter mir schließe, habe ich den Prozess abgeschlossen. Ich habe getan, was ich tun konnte, und ich habe mich bei dem oder der PatientIn bedankt für das Zusammensein.

Wichtig erscheint mir auch, eine Haltung zu entwickeln, die besagt, dass es mir nicht zusteht, eine Situation zu bewerten, indem ich es zum Beispiel als ungerecht empfinde, wenn jemand leidet oder wenn jemand dem Tod entgegengeht. Nicht immer fällt mir das leicht. Dann suche ich das Gespräch mit einer Kollegin von der Pflege oder mit dem Arzt oder der Seelsorgerin. Sie wissen genau, wovon ich spreche, und haben immer ein offenes Ohr.

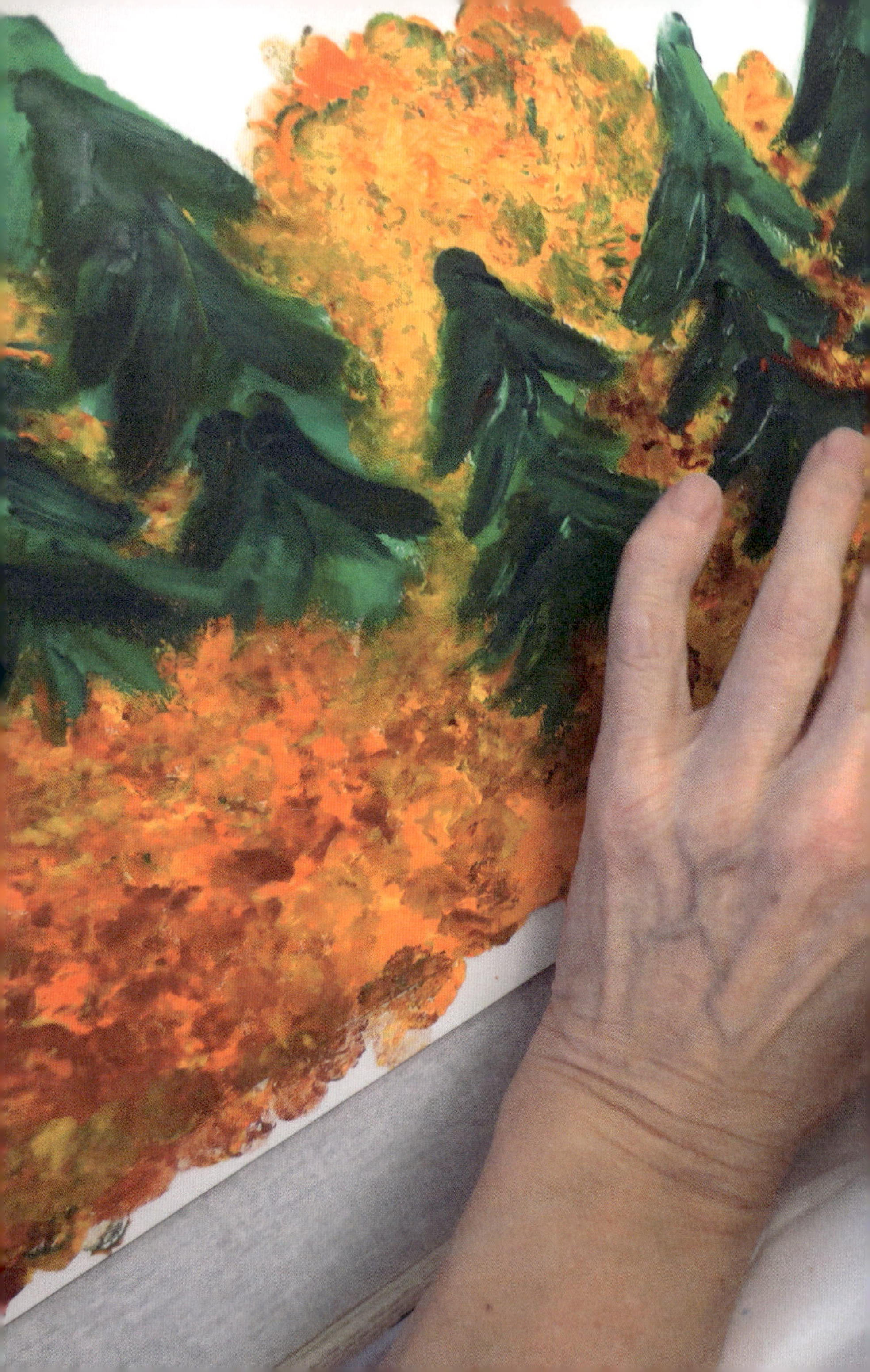

BEGEGNUNGEN

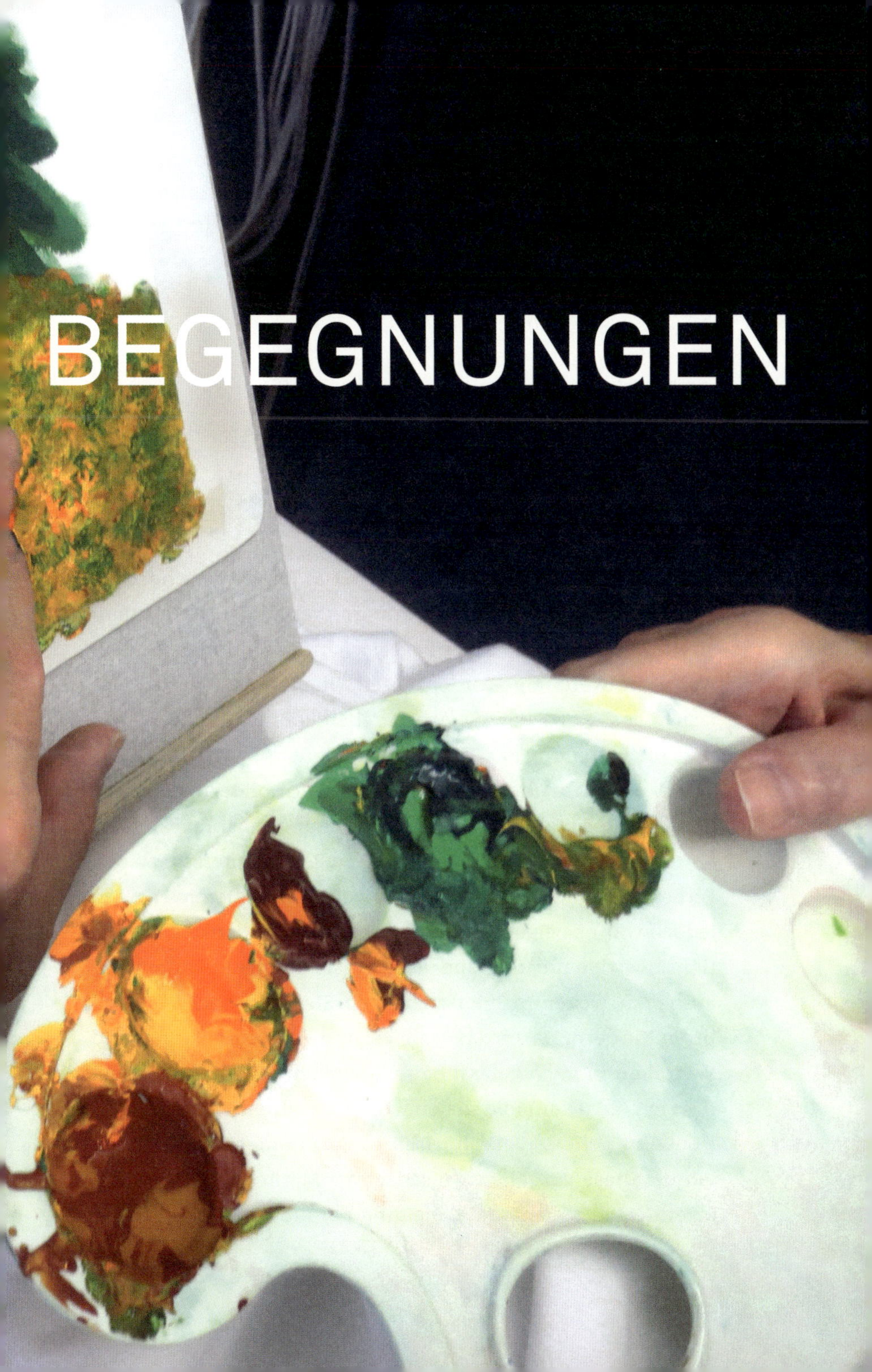

Wünsche und Empathie

Frau V. war Mutter von vier Kindern. Das jüngste war noch im Kindergartenalter. Frau V.s Symptome verlangten nach intensiven medizinischen und pflegerischen Maßnahmen. Zudem war es notwendig geworden, ihren Ehemann so weit zu entlasten, dass er wieder zur Arbeit gehen konnte. Das bedeutete, dass die Betreuung der Kinder neu organisiert werden musste. Frau V. litt nicht allein an ihrer Krankheit, sondern auch sehr unter der Hospitalisierung und der Trennung von ihrer Familie.

Sie hatte schon bei meinem ersten Besuch Interesse an den Farben gezeigt und sogar gewagt zu malen. An diesem Morgen jedoch war ans eigenständige Malen nicht zu denken. Die Patientin wirkte unruhig und verstört. Sie konnte es kaum noch aushalten, weiter im Spital zu bleiben. Sie wollte nach Hause zu ihren Kindern. Da sie das Malen schon ein wenig kannte und Vertrauen in mich gefasst hatte, wagte ich ihr vorzuschlagen, dass ich für sie ein Bild malen würde, das ihren Wunsch, nach Hause zu gehen, metaphorisch in Form einer Blume fassen würde. Diese Vorgehensweise ist eine Methode der Lösungsorientierten Maltherapie. Sie ging darauf ein und wünschte sich eine rosafarbene Rose. Wir saßen nebeneinander am Bettrand, vor uns das leere Blatt auf einem schräg gestellten Tischchen. Ich begann mit dem Malen der Rose. Ihre Augen konnten meiner Hand folgen. Auf diese Weise war gewährleistet, dass ihre Spiegelneurone aktiviert wurden. Mit langsamen Bewegungen entwickelte ich die einfache Form der Blüte, während sie konzentriert zuschaute. Allmählich konnte ich eine Beruhigung spüren, und sie begann sich sogar an der Gestaltung zu beteiligen. Sie malte mit dem Finger den Hintergrund und die Rosenknospen. Nach Beendigung der Malstunde kam die Visite vorbei, und der Arzt bestätigte mir anschließend, was ich bereits wahrgenommen hatte: Frau V. hatte sich etwas beruhigt und war nun bereit, die Behandlung fortzusetzen.

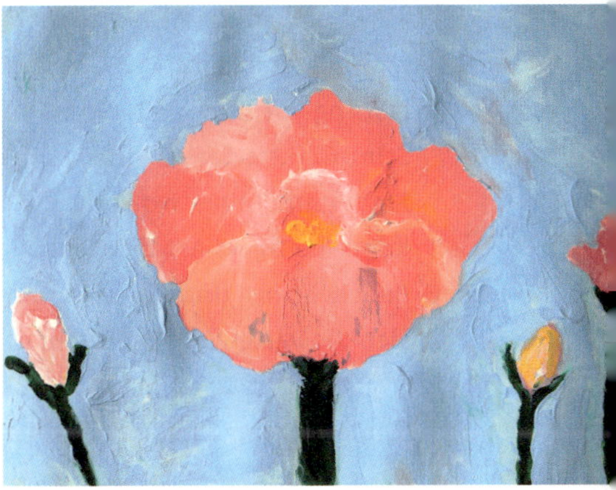

Bei der Lösungsorientierten Maltherapie können nicht nur starke Gefühle bearbeitet werden, sondern auch zum Beispiel ein Wunsch. Das Vorgehen ist das gleiche: Als Bild wird eine Metapher vorgeschlagen, die nichts mit dem Wunsch zu tun hat, also als neutral empfunden wird. In diesem Falle lautete die Frage: »Wenn Ihr Wunsch, nach Hause zu gehen, eine Blume wäre, welche wäre es?« Der Malprozess mit den langsamen Bewegungen sorgt dafür, dass der Geist mit einer komplexen Handlung im Hier und Jetzt beschäftigt ist, während die Gefühle zwar wahrgenommen, aber in Ruhe gelassen werden. Dies hat nichts mit dem Ausdruck von Gefühlen zu tun, im Gegenteil: Ihr dringlicher Wunsch wird beachtet, und es wird dafür gesorgt, dass ein neutraler Eindruck entsteht und mit der Situation verknüpft wird. Gedanken und Gefühle können sich langsam wandeln und beruhigen. Das Bild und die ganze Erfahrung werden als neutral bewertet abgespeichert.

Die Therapiearbeit auf der Palliativstation unterscheidet sich von anderen Therapiesituationen. Dort würde ich mittels eines Fragebogens die aktuellen Gefühle, Kognitionen und Körperempfindungen des oder der KlientIn erfragen, die mit dem Wunsch verbunden sind. Meist werden über sich selbst negative Kognitionen genannt. Wir würden dann zusammen eine positive Kognition suchen, die in diesem Zusammenhang stimmig erscheint. Zur Überprüfung des Erfolges wären die Belastung vor und nach dem Malprozess zu bestimmen und die Stimmigkeit der gewünschten positiven Kognition. In diesem Setting im Spital, wo Zeit und Kraft sehr knapp bemessen sind, kann ich diese Art des Evaluierens nicht durchführen. Meine Beobachtung und das abschließende Gespräch zeigen mir, ob sich die Patientin beruhigen konnte.

Frau V. s Drang, nach Hause zurückzukehren und für ihre Kinder sorgen zu können, verstand ich als sehr vitalen Impuls.

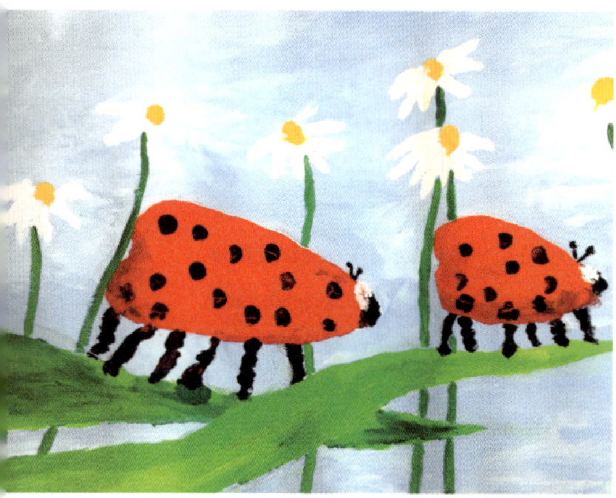

Diesen ernst zu nehmen war mir ein Anliegen. So schlug ich ihr nach dem Rosenbild vor, für jedes ihrer Kinder ein Bild als Geschenk zu malen. Weil sie in der nächsten Malstunde dann aber nicht in der Lage war, selbst zu malen, malte ich unter ihren Augen ein Bild für das Jüngste. Sie konnte mit dem Finger die Punkte der Marienkäfer malen. Beim nächsten Besuch wollte sie für ihren Sohn einen Clown malen. Diesmal war ihre Verfassung durch die medizinische Behandlung wesentlich besser geworden, und sie setzte sich wieder am Bettrand neben mich. Jedoch traute sie sich nicht zu, einen Clown selbst zu malen. So malte ich stückchenweise auf meiner Seite des Bildes: zuerst das Hosenbein, und sie malte analog auf ihrer Seite das zweite Hosenbein. Dann wählte sie die Farbe für den Kittel. Ich malte den Arm und die Hälfte des Rumpfes auf meiner Seite, und sie ergänzte auf ihrer Seite entsprechend. Und in diesem Prozess des abwechselnden Malens kamen Schuhe, Knöpfe, Kopf, Frisur, Hut und alles Weitere hinzu. Danach war sie sehr zufrieden und stolz. Das Malen dieser Bilder gab ihr das Gefühl, selbst im Spital etwas für ihre Kinder tun zu können. Das Vertrauen, auch noch für die älteren beiden je ein Bild malen zu können, war gewachsen. Doch bei meinen letzten Besuchen bei ihr konnte sie nicht mehr selbst malen. Deshalb malte ich die beiden Bilder – eine Eule und eine Meise – für ihre zwei ältesten Kinder wieder nach Diktat unter ihren Augen.

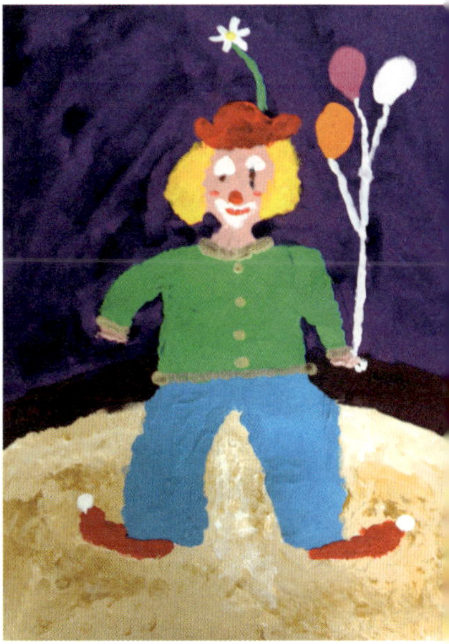

Danach kehrte Frau V. nach Hause zurück, wo inzwischen die nötigen Vorkehrungen getroffen worden waren. Ich war froh, dass sie diese Bilder mitnehmen konnte.

Das Beispiel von Frau V. macht deutlich, dass ich auf der Palliativstation mit Lebenssituationen konfrontiert werde, die ich mit keiner bisherigen persönlichen Erfahrung verbinden kann. PatientInnen in solch schwierigen Situationen zu sehen belastet. Wenn ich dann aber mit jemandem arbeiten darf, empfinde ich das als Entlastung, denn es gibt mir das Gefühl, für den oder die Kranke etwas tun zu können, und lässt mich Empathie empfinden.

Diese Empathie ist eine Grundvoraussetzung, um den Patientinnen und Patienten auf der Palliativstation zu begegnen.

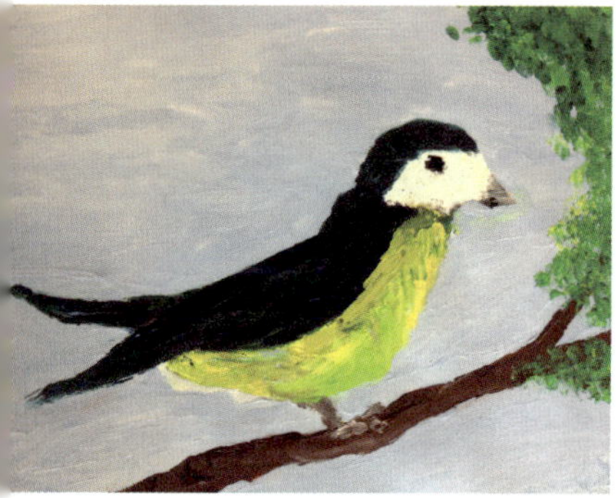

Dabei geht es darum, ein grundlegendes Verständnis zu haben für die Situation, in der sie sich befinden. Sie leben in einem Ausnahmezustand mit vielen Belastungen körperlicher und psychischer Natur. Im Spital ist ihre Privatsphäre stark eingeschränkt, und sie befinden sich tendenziell am Lebensende. Wie kann ich mitfühlend sein, obwohl ich einen solchen Zustand noch nie am eigenen Leib erlebt habe? Empathie entsteht im Zusammenhang mit den Spiegelungsprozessen im Gehirn und ist ein sich gegenseitig beeinflussender Prozess.

Frau V. bemerkte an meinem Finger eine kleine Verletzung. Auf liebenswürdige Weise zeigte sie Mitgefühl, indem

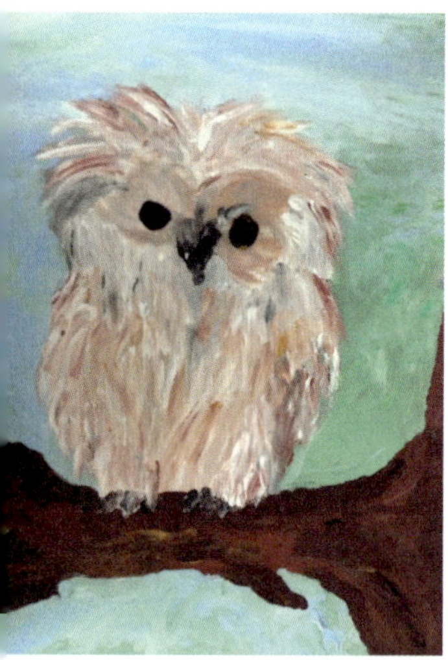

sie mich fragte, ob ich denn Schmerzen hätte. Ich spürte, dass es ihr wichtig war, auch Anteil an meinem Leben zu nehmen. Sie erkundigte sich nach meiner Familie und freute sich sehr zu hören, dass ich dreifache Mutter bin. Das half ihr, sich nicht nur als bedürftig zu erleben, vielmehr konnte sie mir auch etwas mitgeben: Mitgefühl und Anteilnahme. So entstand eine Nähe, die es ihr möglich machte, mir ihre Ängste vor dem Sterben anzuvertrauen.

Zorro, Zeichen und Zeugenschaft

Frau C., eine ca. 70-jährige Patientin, wollte gern mit mir zusammen ein Bild malen. Sie erzählte mir von Zorro, ihrem verstorbenen Hund. Sein kluges und lebhaftes Wesen habe sie bezaubert. Wie gern sie und ihr Mann jeweils mit ihm unterwegs gewesen waren! Obwohl sie beide nun einen anderen Hund hielten, wollte sie unbedingt den verstorbenen Hund malen. Etwas zweifelnd, ob wir dies wohl schaffen würden, machten wir uns daran, den geliebten schwarzen Schäferhund ins Bild zu bringen. Um sie nicht zu überfordern, begann ich das Tier nach ihren Angaben zu malen. Ich platzierte mich so, dass ihre Augen freie Sicht auf meine malende Hand, das Bild und mich hatten. Sie malte dann den Hintergrund. »Hallo Zorro!«, sagte sie zum schwarzen Hund auf dem Bild.

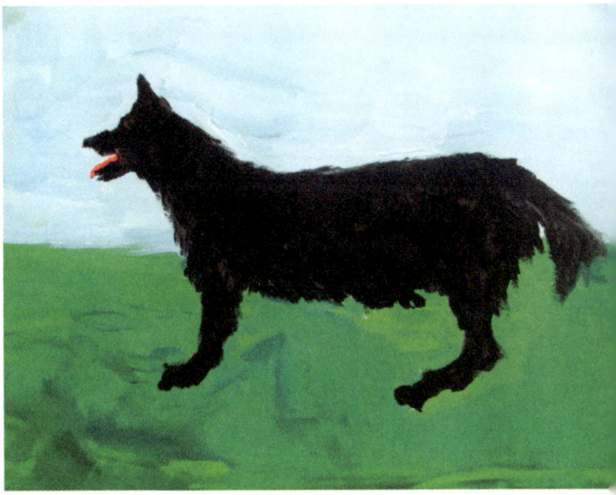

Während des Malens lernte ich Frau C. als energische, lebenslustige Frau kennen. Sie hegte trotz ihrer Krankheit und den quälenden Symptomen noch viele Pläne und Wünsche. Ich fragte mich, ob sie sich wohl vorstellte, von einem Freund, ihrem schwarzen Hund, im Jenseits empfangen zu werden, wenn es dereinst auch für sie Zeit war zu sterben.

Manchmal geht es gar nicht darum, die richtigen Worte zu finden – wenn das Thema zu groß und zu schwer ist, um darüber zu sprechen. Dann geht es vielmehr darum, empathische Zeugin zu sein und mit zu empfinden. Da zu sein und verstehend zu schweigen.

Ein paar Tage später hatte ich noch einmal Gelegenheit, mit dieser Patientin zu malen. »Die Camargue konnte ich nie besuchen, und jetzt ist es wohl zu spät. In zwei Tagen feiere ich Geburtstag, und ich wünschte mir so sehr, einmal die Camargue und einen Hengst dort zu sehen!«, hörte ich gleich nach der Begrüßung. Lebenszugewandter Trotz und Trauer vereinten sich in ihrer Stimme.

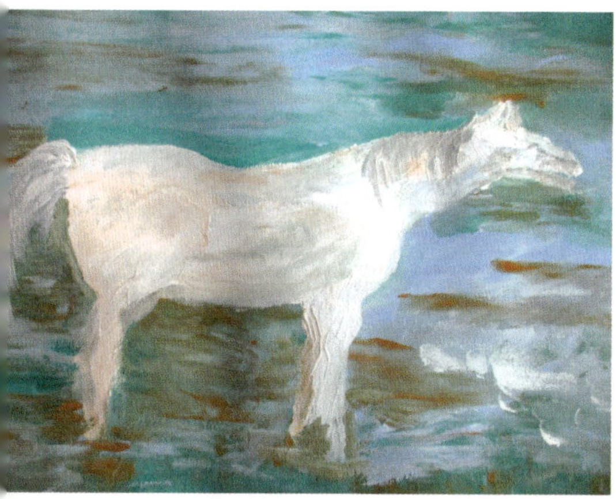

Die Patientin ließ mich wissen, dass sie früher leidenschaftliche Reiterin gewesen war. Ich versprach zu versuchen, das Gewünschte aufs Papier zu bringen. Sie strahlte. Auch diesmal half sie beim Hintergrund mit und freute sich zum Schluss an dem Bild. Beim nächsten Besuch wollte sie die Camargue dann von oben sehen. Diesmal wollte sie nicht mithelfen, nur zuschauen, und so malte ich das Bild für sie. Als ich es gegenüber ihrem Bett an die Wand hängte, sagte sie leichthin, dass sie mir ein Zeichen geben würde, wenn sie die Landschaft dereinst von oben sehen würde.

Die Aussage, dass es nun zu spät wäre, um die Camargue noch zu besuchen, und das Versprechen, mir »von oben« ein Zeichen zu geben, wiesen darauf hin, dass die Patientin sehr genau wusste, wo sie mit ihrer Erkrankung im Leben angekommen war. Vorerst konnte sie mit mir aber nicht darüber sprechen. Es reichte für sie, mich als Zeugin zu haben und meine Anteilnahme zu spüren.

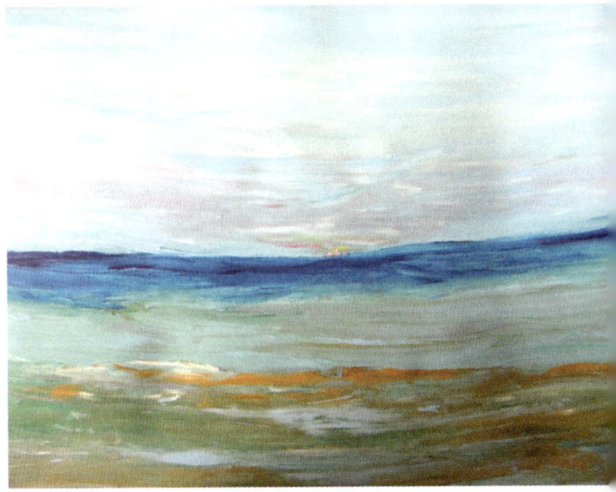

Vollmond und die Poesie

Zum ersten Mal besuchte ich Frau U., ca. 70 Jahre alt, als sie gerade eine palliative Chemotherapie verabreicht bekam. Sie lag im Bett und war mit dem »Tropf« verbunden. Auf mich wirkte sie angespannt und ängstlich. Sie konnte wegen den Schläuchen und den vielen Kontrollen durch die Pflegenden nicht selbst malen, war aber dankbar für etwas Ablenkung während der Prozedur.

Sie wünschte sich von mir ein helles Bild. Zuerst dachte ich, dass reines Weiß zwar das Hellste wäre, was ich Frau U. anbieten könnte, dies aber auf dem weißen Papier für ihre Augen zu wenig sichtbaren Kontrast bieten würde. So mischte ich Weiß mit ganz wenig Hellgelb. Dann begann ich in der Blattmitte mit langsamen kreisenden Bewegungen die helle Farbe aufzutragen. Wie immer sorgte ich dafür, dass die Patientin möglichst entspannt auf meine malende Hand, das Bild und mich blicken konnte. Bald hatte ich die Idee, dass es möglicherweise der Vollmond war, den ich hier zu Papier brachte. Fasziniert schaute sie zu – wir beide still vereint im Tun. Fragend schaute ich in ihr Gesicht. Sie nickte. Ich schlug ihr vor, mit einer dunklen Farbe für den Hintergrund die Helligkeit des Kreises noch zu betonen. Um den Kontrast sichtbar zu machen, malte ich einen kleinen Fleck Dunkelblau an den Rand des hellen Kreises. Zögernd nickte sie. Abermals war sie vom entstehenden Bild ganz in den Bann gezogen. Zum Schluss bemerkte sie: »Hell und Dunkel kommen zusammen, wenn der Mond voll am Himmel steht.« Mit dieser Feststellung, in fast poetische Worte gefasst, gab sie mir zu verstehen, was sie auf dem Bild sah. Eine Ahnung davon, wie sie ihre gegenwärtige Situation empfand, war für mich greifbar geworden: Fast am Lebensende angelangt, in der Fülle des Lebens stehend, spürte sie wohl gleichzeitig Dankbarkeit wie auch Trauer – hell und dunkel. Mir blieb, mich bei ihr zu bedanken für diese gemeinsame Erfahrung. Frau U. habe ich nicht mehr gesehen, denn sie konnte das Spital bald wieder verlassen. Monate später lag eine Trauerkarte mit diesem Vollmondbild auf der Vorderseite im Stationsbüro auf dem Tisch.

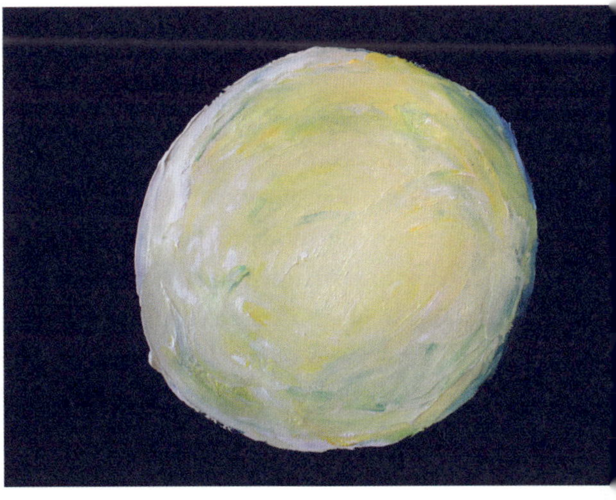

Gelb und das Lieblingstrikot des Torwarts

»Haben Sie eine Lieblingsfarbe?« Diese Frage stelle ich den PatientInnen oft beim ersten Besuch. So habe ich gleich einen Einstieg, um jemandem die Farben zu zeigen und ins Gespräch zu kommen.

»Ich habe viele Lieblingsfarben, aber dieses Gelb möchte ich sehen!«, meinte Herr T., ein 68-jähriger Patient, bei meinem ersten Besuch. Ich öffnete die Dose mit der goldgelben Farbe und zeigte ihm das leuchtende Rund. Ich machte ihn darauf aufmerksam, dass die Farbe mit Salbeiöl versetzt ist und daher für die meisten Menschen ganz angenehm duftet. Während er daran roch und anerkennend nickte, fragte ich: »Was ist denn mit dieser Farbe?« Er ließ mich wissen, dass sein Lieblingsdress als Goalie im Fußballklub vor vielen Jahren genau diese Farbe hatte. Kaum zehn Minuten waren vergangen, als ich ihm vorschlug, ihn als Torhüter im gelben Dress zu malen. »Ich habe ja nichts Besseres zu tun!«, war sein Einverständnis. Ich setzte mich so an sein Bett, dass er freie Sicht auf das Geschehen und mich hatte. Die ersten Spuren auf dem Blatt waren schnell gemalt und zeigten die Ärmel und einen Teil des Rumpfs in

Gelb. Unversehens wechselte das Mienenspiel meines Gegenübers von skeptisch blickend zu neugierig schauend. Herr T. wirkte zunehmend entspannt und gab nun einige Anekdoten aus der damaligen Zeit zum Besten. Unübersehbar hatte ich jemanden mit Schalk und Humor vor mir. Ich fragte ihn nach seiner damaligen Frisur, und er sprach von einer legendären Haarpracht und von den dazugehörenden Koteletten und dem Seehund-Schnauz. »Wissen Sie, das war ABBA-Zeit, und man sah damals so aus, wenn man etwas auf sich hielt!« Dass er auf seinen kraftvollen Körper stolz gewesen war und beim anderen Geschlecht Wirkung erzielt hatte, war offensichtlich. Das gemalte Bild des Torwarts im gelben Dress hat ihn verbunden mit seiner Jugendzeit und den Erlebnissen im Sport, den Emotionen und seiner Kraft. Für mich wurden Leidenschaft, Freude und sein Stolz, einmal dieser verwegene, kraftstrotzende Bursche gewesen zu sein, deutlich spürbar. Das Bild wurde im Zimmer aufgehängt.

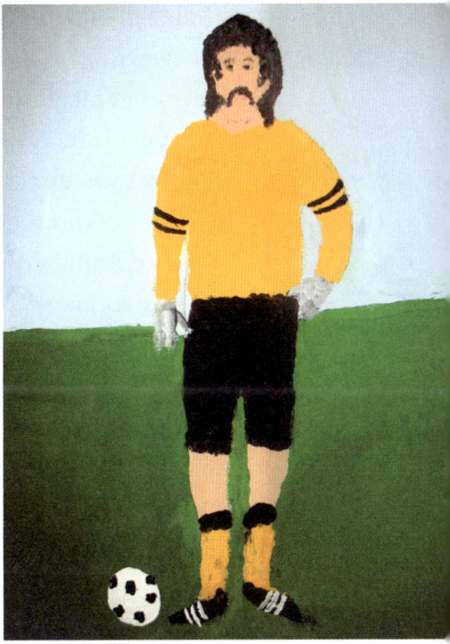

Die Frage nach der Lieblingsfarbe erleichtert mir nicht nur den Einstieg in ein Gespräch über das Angebot der Kunsttherapie. Sie eröffnet erstaunlicherweise auch sehr oft das Eintauchen in die Biografie des oder der Kranken. Unsere PatientInnen auf der Palliativstation finden sich in einer Lebensphase, in der sie sehr stark mit Fragen beschäftigt sind wie: Was war mir wichtig in meinem Leben? Wo war ich leidenschaftlich, glücklich, traurig? Was war schön und was schwierig? Was ist die Essenz meines Lebens?

Oft habe ich erlebt, dass auf die Frage nach der Lieblingsfarbe sofort ein inneres Bild auftaucht, das mit einem besonders glücklichen Moment im Leben des oder der Kranken zu tun hat. Das kann sehr hilfreich sein. Denn während ich für jemanden ein Bild in der beschriebenen Weise male, kann er oder sie durch die hingebungsvolle Anteilnahme an der Entstehung des Bildes etwas Abstand nehmen von den sorgenvollen Gedanken, Schmerzen und Belastungen. Der Geist ist einerseits beschäftigt mit dem Geschehen im Hier und Jetzt: Das Spiegelneuronen-System reagiert auf meine langsamen Handbewegungen und auf meine ruhige Zuversichtlichkeit. Gleichzeitig entsteht dabei ein persönliches Erinnerungsbild, das mit positiven Emotionen gekoppelt ist. Wenn das Bild genügend gut gestaltet ist, kann ich sehen, wenn der oder die PatientIn angekommen ist. Es wird bemerkenswert still. Ruhe, Freude und Dankbarkeit können beabsichtigte Nebenwirkungen dieses Vorgangs sein. Genügend gut gestaltet meint nicht im künstlerischen Sinn. Es braucht klare, einfache Bilder, damit sie eindeutig erkannt werden können. So ist gewährleistet, dass die Bilder nicht zusätzlich Unruhe stiften. Zu viele Details rufen den kritischen Verstand auf den Plan, und die geschaffene Ruhe wäre damit gestört. Bettina Egger, die Pionierin der Lösungsorientierten Maltherapie in der Schweiz, schreibt dazu: »Innere Ordnung entsteht durch das Einfache, Allgemeine, nicht durch das Phantasievolle, Spezielle. […] Von besonderer Bedeutung ist […] die Tatsache, dass alle einlaufenden Sinnesreize automatisch mit demjenigen Affekt ›markiert‹ werden, der in der betreffenden Situation vorherrscht.«[7] Das therapeu-

7 Luc Ciompi und Elke Endert zitiert nach: Bettina Egger und Jörg Merz: *Lösungsorientierte Maltherapie: Wie Bilder Emotionen steuern*, Bern: Hans Huber, 2013, S. 16, 18.

tische Malen in Palliative Care ist ein komplexer Vorgang mit Bezügen zur gegenwärtigen Situation im Spitalzimmer und in die Vergangenheit.

Beim nächsten Besuch fand ich Herrn T., im Bett halb sitzend, in ein Gespräch vertieft mit einem Jugendfreund vor. Geplauder und Gelächter füllten das Zimmer. Sie tauschten sich über ihre gemeinsame Zeit beim Fußballklub aus. Neben dem gemalten Bild vom Torwart im gelben Trikot an der Wand prangte neuerdings ein Pressebild aus vergangenen Tagen. Es zeigte den Torwart in Aktion. Haarpracht, Schnauz und Koteletten – alles da! Ich war beeindruckt.

Die Malstunde mit Herrn T. schuf eine Vertrauensgrundlage, die mir erlaubte, ihn weiterhin zu begleiten. Weitere Malstunden und wichtige Bilder aus seinem Leben folgten. Es war an mir, diese für ihn zu malen, denn er verlor zusehends an Kraft, nicht aber an Schalk. Augenzwinkern und Schmunzeln waren immer noch leicht für ihn bei den Schilderungen von seinen Erlebnissen. Gleichzeitig war Trauer zu spüren, wie eine zweite Seite seiner lebensfrohen Art. Nach und nach lernte ich seine Familie persönlich kennen. Und auch die Angehörigen zeigten sich offen und dankbar für Gespräche. Eigentlich wäre geplant gewesen, Herrn T. für die letzte Lebenszeit in ein Pflegeheim zu entlassen. Doch so weit sollte es nicht kommen: Sein Zustand veränderte sich so, dass eine Verlegung nicht mehr infrage kam. Er verstarb bei uns auf der Abteilung im Kreise seiner Familie.

Die Bilder, entstanden in einer für alle schwierigen Zeit, werden für die ganze Familie als Erinnerungen funktionieren: Einerseits an Ereignisse aus guten Tagen und andererseits an die letzte Lebenszeit im Spital ihres Angehörigen. Sie wissen, dass die Tage im Spital zu seinem Leben gehört haben, und er die Tage dort nicht nur erlitten hat.

Rot und der Feuerwehr-kommandant

Herr F., ca. 80 Jahre alt, machte trotz fortschreitender Erkrankung einen energischen Eindruck. Als ich mich mit meiner Berufsbezeichnung vorstellte, meinte er: »Mit Kunst und Malerei hatte ich noch nie etwas am Hut!« Ich fragte ihn, ob wir trotzdem die Farben zusammen anschauen könnten, denn allein schon das könne ihm ein wenig Abwechslung bieten. Damit war er einverstanden.

Seine Lieblingsfarbe war Rot. Zu diesem Zeitpunkt kannte ich seinen ehemaligen Beruf noch nicht … »RAL 3000!«, sagte er, als er die leuchtend rote Farbe in der geöffneten Dose betrachtete. Ich wusste, dass dies eine Art Code war, der es Fachleuten erlaubt, Farbtöne genau zu bezeichnen. Fragend schaute ich ihn an. »Ich bin pensionierter Feuerwehrkommandant, und jedes Mal wenn ich ein neues Feuerwehrauto bestellen durfte, musste ich den Farb-Code nennen: RAL 3000 war die Bezeichnung für unser Rot.« Somit war ich nun dem Bild auf der Spur, das ihm möglicherweise Freude machen könnte. Ich schlug ihm vor, ein Feuerwehrauto für ihn zu malen. »Ja, warum nicht?«, lautete sein Einverständnis. Ich erklärte ihm, dass ich keineswegs ein Kunstwerk malen könne in einer Malstunde. Aber ein Bild werde auf jeden Fall entstehen. Das Feuerwehrauto sehe dann vielleicht eher wie von Kinderhand gemalt aus. So entlaste ich mich jeweils von allzu hohen Erwartungen und sorge dafür, dass die Bilder einfach bleiben dürfen.

In bewährter Manier platzierte ich mich an seinem Bett. Zuerst schaute er ein wenig zurückhaltend zu. Am Anfang ging ich davon aus, dass es ein Tanklöschfahrzeug oder ein Fahrzeug mit einer Drehleiter werden sollte. Wahrscheinlich wirkte ich auf ihn etwas ratlos. Kurzerhand übernahm er das Kommando. Er verlangte von mir einen Löffel, der normalerweise dazu benutzt wird, die Farbe aus den Dosen auf die kleine Handpalette zu geben. Ab jetzt dirigierte er damit die ganze Aktion. »Hier braucht es noch eine Struktur, und da sollten Sie die Kontur etwas abrunden!«, sagte er und zeigte mit dem Löffel auf die jeweiligen Stellen im Bild. So ging es weiter, bis ich gewahr wurde, dass wir auf dem Weg waren, ein veritables Kommandofahrzeug zu malen. Er saß im Bett, den Arm ausgestreckt, mit dem Löffel in der Hand, und schien in Feuereifer geraten zu sein. Da ging die Tür auf: Seine Ehefrau und ein befreundetes Paar kamen zu Besuch. Er ließ sich nicht stören. Gerade waren wir an einem heiklen Punkt. Das Blaulicht sollte gemalt werden. Ich begrüßte die Besucher und lud sie ein zuzuschauen. So wurde dieses Werk im Beisein seiner Angetrauten und Freunden fertiggestellt. Eine Nichte des Patienten weilte zu dieser Zeit in Brasilien und konnte daher leider nicht zu Be-

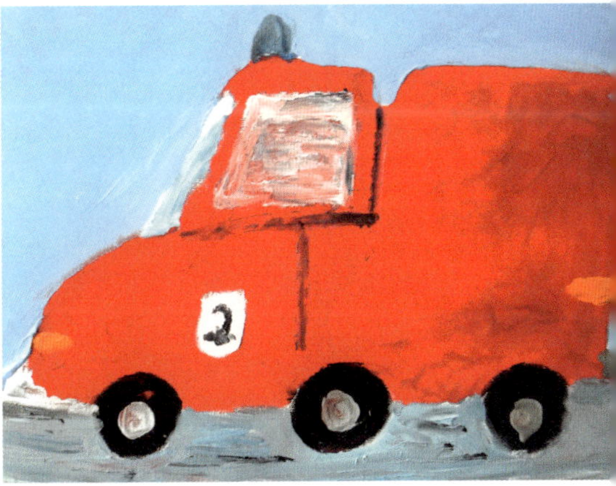

such kommen. Ich wurde gebeten, das Bild zu fotografieren und der jungen Frau per Mail zu senden, damit auch sie etwas von ihrem Onkel bekam.

Ich gehe davon aus, dass die Angehörigen den Patienten für einmal ganz anders erlebt haben als bei ihren früheren Spitalbesuchen. Mutmaßlich drehte sich das Gespräch nach meinem Weggang um andere Themen als sonst. Selbst nach Jahren in Pension und selbst als Kranker hatte Herr F. immer noch den Schneid, eine Aktion zu kommandieren.

Bald darauf konnte Herr F. das Spital verlassen. Ich habe danach nie mehr etwas von ihm vernommen. Aber diese Malstunde ist mir in lebhafter Erinnerung geblieben. Und wenn ich irgendwo ein Feuerwehrauto sehe oder höre, kommt mir unwillkürlich Herr F. in den Sinn, wie er mit dem Löffel in der Hand das Kommando gab.

Blau, die Liebe und die Berge

Eine ca. 70-jährige Patientin hatte ich schon bei einem ihrer früheren Spitalaufenthalte kennengelernt. Es war eine einmalige Begegnung gewesen, bei der sie selbst ein Bild gemalt hatte. Nun war sie erneut hospitalisiert worden, weil sich ihr Zustand verschlechtert hatte. Mehrmals besuchte ich sie, traf sie jedoch jedes Mal schlafend an. Am Vorabend ihrer Rückkehr nach Hause hatte ich Glück. Sie saß im Lehnstuhl und freute sich, mich zu sehen. Sie war guter Laune, und ich staunte über ihre Energie.

Sie erzählte mir von ihrer Jugend. Als junge Frau verließ sie ihre Heimat, weil sie Arbeit in Zermatt gefunden hatte. Dort wurde Fasnacht gefeiert, und sie wurde vom Arbeitgeber dazu angehalten, zusammen mit den anderen Angestellten an einem Kostümball teilzunehmen. Sie verriet mir, dass sie bei diesem Anlass ihren zukünftigen Ehemann kennengelernt hatte. Es wurde eine lebenslange Liebe daraus.

Ich erkannte, dass es ihr wohl Freude bereiten würde, wenn ich sie in ihrem Kostüm malen würde. Sie war mit dem Vorschlag einverstanden. Sie präzisierte: »Ich trug einen türkisfarbenen Rock aus Tüll, blaue Strümpfe, lange Handschuhe …« Sie beschrieb mir en détail, was sie alles getragen und wie sie ausgesehen hatte. Von der Frisur bis zur Handtasche konnte sie sich an alles genau erinnern. Es war ein Vergnügen, ihren lebhaften Schilderungen zu folgen und zu versuchen, ins Bild zu bringen, was vor ihrem inneren Auge Gestalt angenommen hatte. Zum Schluss malte sie noch ein paar Konfetti.

Das Bild wurde nicht aufgehängt, weil die Dame anderntags das Spital verlassen konnte. Sie freute sich auf die Heimkehr. Beim Abschied meinte sie, dass sie zu Hause auf die Suche nach den damaligen Fotos gehen werde. Bereits nach einer Woche traf ich sie wieder im Spital an. »Leider habe ich die Fotografie von mir am damaligen Kostümball nirgends finden können, aber zum Glück habe ich nun ja das gemalte Bild!«, sagte sie zur Begrüßung.

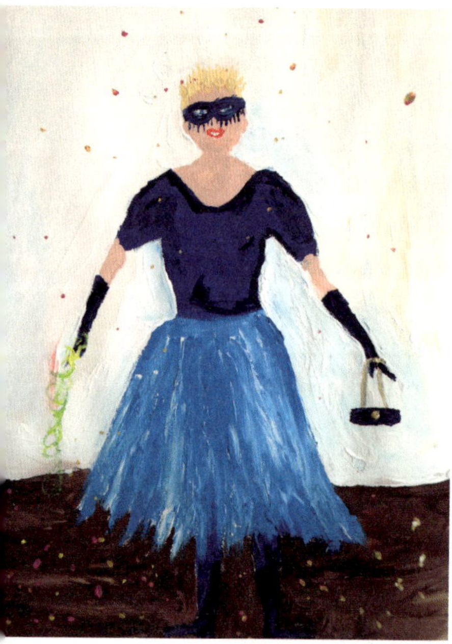

Wir hatten noch mehrere Begegnungen und naheliegend war, dass wir noch das Matterhorn zusammen malten. Wiederum beschrieb sie mir genauestens, wie sie es in ihrer Erinnerung sah. In bewährter Weise malte ich so, dass sie das entstehende Bild und mich beobachten konnte. Dieses Bild wurde aufgehängt und blieb dort an der Wand, bis die Patientin bei uns auf der Abteilung verstarb.

An Orten, wo wir uns geborgen und verstanden fühlen, entsteht eine besondere Verbindung – ein Heimatgefühl. Landschaften, in denen jemand geboren wurde oder längere Zeit gelebt hat, aber auch Ferienreisen hinterlassen Spuren und innere Bilder. Wenn diese Landschaften mit positiven Emotionen verbunden sind, eignen sich solche Landschaftsbilder als Ressourcenbilder. Die gemalten Bilder des oder der Kranken funktionieren als Erinnerung an dieses Heimatgefühl und die kürzlich erlebte Malstunde mit den Gesprächen, den Aktivitäten und den möglicherweise gewandelten Gefühlen. Sie funktionieren auch als Erinnerung an Zeiten des Aufgehoben-Seins, vermitteln Geborgenheit und geben den Augen Halt.

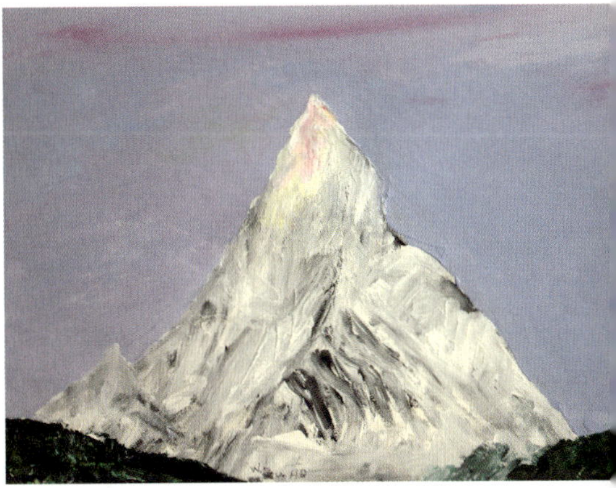

In der Schweiz sind viele Menschen stark verbunden mit dem Anblick der Berge. Wenn ich nur schwer einen Zugang zu einem oder einer PatientIn finden kann – sei es aufgrund der fortgeschrittenen Krankheit oder weil jemand sich zwar etwas Abwechslung wünscht, jedoch keine Idee aufkommt, welches Bild Freude machen könnte – frage ich manchmal, ob der Anblick von Bergen etwas Schönes wäre. Dann gilt es herauszufinden, ob der Blick in den Jura, der Blick auf die Alpen oder wie in diesem Fall auf das Matterhorn als angenehm empfunden wird. Fragen nach der Jahres- und der Tageszeit helfen, die Bilder individuell zu gestalten und den Kranken in die Entstehung des Bildes mit einzubeziehen.

Meerweite

Herr B, ca. 50-jährig, wollte eigentlich gerne selbst malen, informierte mich aber gleich zu Beginn, dass er wohl 5-minütlich zur Toilette gehen müsste. Er würde daher doch lieber mir beim Malen zuschauen. Wir richteten uns so ein, dass seine Ausflüge zur Toilette ohne großen Aufwand möglich waren. Wir saßen nebeneinander am Bettrand, und ich fragte ihn: »Was möchten Sie denn gern sehen?« – »Ich brauche Meerweite!«, war seine klare Vorstellung davon, was zu Papier gebracht werden sollte. Langsam mit Dunkelblau malend, immer wieder unterbrochen von seinen kurzen Ausflügen, entstand dennoch unter seinen Augen ein klares, einfaches Bild. Er wünschte sich eine ruhige See und schönes Wetter. »Es sieht ja aus, als ob wir auf hoher See wären – wissen Sie denn wo?«, fiel mir ein zu fragen. »Zwischen Finnland und Schweden!«, kam seine Antwort ohne Nachdenken. Ein wenig verwundert, wollte ich von ihm Näheres wissen. Er erzählte mir von seinem Beruf, der ihn oft auf Schiffe in diese Weltgegend geführt hatte. Die vielen Unterbrüche erleichterten ein Gespräch nicht gerade, doch es wurde klar, dass ihm das Bild sehr gefiel.

Da er im Bett nur auf der einen Seite liegen konnte, wurde das Bild auf einen Stuhl in seiner Blickrichtung aufgestellt. Als ich ihn das nächste Mal sah, lag er im Bett auf der Seite mit Blick auf seine Meerweite. Zur Begrüßung tippte er sich mit der Hand an die Schläfe und lächelte mich an. »Schon erstaunlich, was das Malen zweier blauer Balken bewirken kann! Plötzlich habe ich mit den Ärzten ganz andere Gespräche: Es ging bei der letzten Visite um Weitsicht und Perspektive«, war sein Kommentar. Herrn B. besuchte ich noch mehrmals. Er freute sich, mich zu sehen, wollte jedoch kein weiteres Bild mehr gemalt haben. Seine Krankheit schritt fort, und Herr B. ist bei uns verstorben – auf der Seite liegend, den Blick auf das Meer gerichtet.

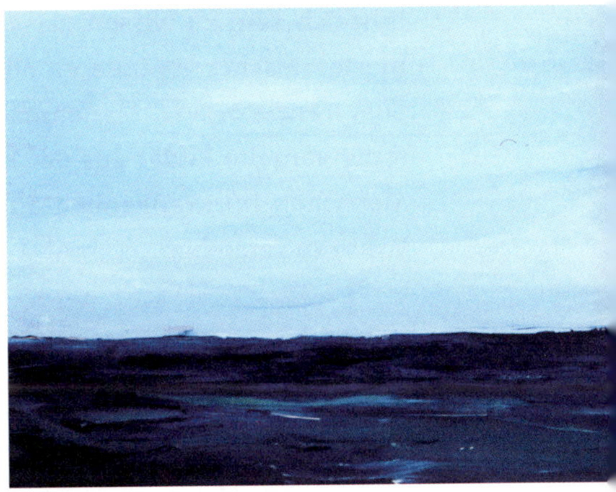

In der Kunsttherapie entstandene Bilder hänge ich mit dem Einverständnis des oder der Kranken an die Wand im Spitalzimmer. Sie verändern offensichtlich und augenblicklich die Atmosphäre im Zimmer. Sie wird persönlich – nicht nur für die PatientInnen selbst, sondern auch für die BesucherInnen, für die Pflegenden und die Ärztinnen und Ärzte. Solche Bilder können einen Ausgangspunkt bieten für Gespräche mit neuen Inhalten.

Wir, die wir in den Zimmern ein und aus gehen und den kranken Menschen dort als Betreuende in verschiedenen Situationen sehr nahekommen, sind informiert, was die Krankheit betrifft und darüber, wie der oder die PatientIn damit umgeht. Über definierte Erhebungsinstrumente wird ein umfassender Wissensstand dokumentiert. Nebst den medizinischen Fakten und der Krankheitsgeschichte wird ebenfalls erfasst, wie es dem oder der Kranken in sozialer und psychischer Hinsicht geht. Welche Beziehungen, welche Ressourcen sind wichtig? Gibt es belastende Konflikte? In der Palliativmedizin gehört es dazu, auch lebensgeschichtliche Ereignisse zu erfragen. Vorlieben und Abneigungen zu kennen, kann nützlich sein. Wir können leichter auf Bedürfnisse, auch auf unausgesprochene, reagieren, wenn wir wissen, ob wir einen ehemaligen Feuerwehrkommandanten, Bauern, eine Friseurin, Klavierlehrerin oder einen Mechaniker begleiten. Es kann hilfreich sein zu wissen, dass jemand in der Freizeit passionierter Fischer, Wanderer oder Gärtnerin, Fahrradfahrerin oder Tänzerin war. Manchmal tragen auch in der Kunsttherapie gemalte Bilder aus der Lebensgeschichte dazu bei, den Menschen im Krankenbett auf eine möglichst ganzheitliche Weise zu verstehen.

Malen und Bilder werden sichtbar

Frau U., ca. 70 Jahre alt, hatte das rollende Malatelier im Flur gesehen. Schon beim Eintrittsgespräch mit der Ärztin erkundigte sie sich, wann sie denn Besuch von der Kunsttherapeutin erwarten dürfe. Dass Kunsttherapie ausdrücklich gewünscht wird, erlebe ich eher selten. Frau U. aber war entschlossen, die Farben und das Malen auszuprobieren. Wie sie mir sagte, hatte sie sich früher schon mit verschiedensten Materialien gestalterisch beschäftigt, allerdings schon lange nicht mehr gemalt. Im Laufe von mehreren Aufenthalten auf der Abteilung entstand eine beeindruckende Serie von Bildern.

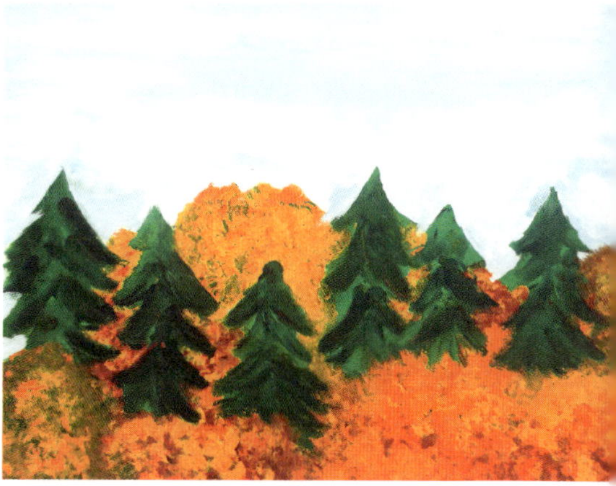

Aufstehen war schwierig geworden, und so blieb sie jeweils zum Malen im Bett sitzen. Ich installierte ein schräg ge-

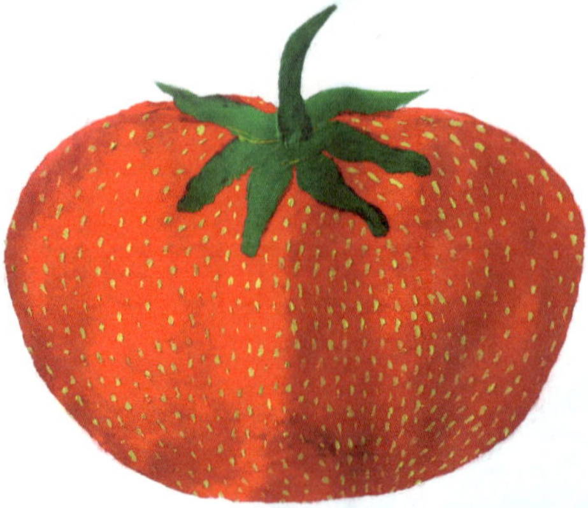

stelltes Tischchen vor ihr, sodass sie das darauf befestigte Blatt leicht erreichen konnte.

Frau U. malte mit den Fingern oder mit dem Pinsel. Sie ließ sich von mir mit verbalen Inputs helfen. Wenn von ihr gewünscht, malte ich manchmal ein Detail für sie in ihr Bild. Sie hatte selbst Ideen für ihre Bilder, oder wir fanden sie zusammen, indem sie sich von den Farben inspirieren ließ. In unseren Gesprächen erfuhr ich viel über ihre Biografie, und so tauchten auch Erinnerungsbilder auf, die dann gemalt werden konnten.

Die lange Krankheitszeit mit den zermürbenden Symptomen und der Umstand, dass sie kaum noch aufstehen konnte, machten Frau U. zu schaffen. Ihre eigentlich fröhliche, lebhafte

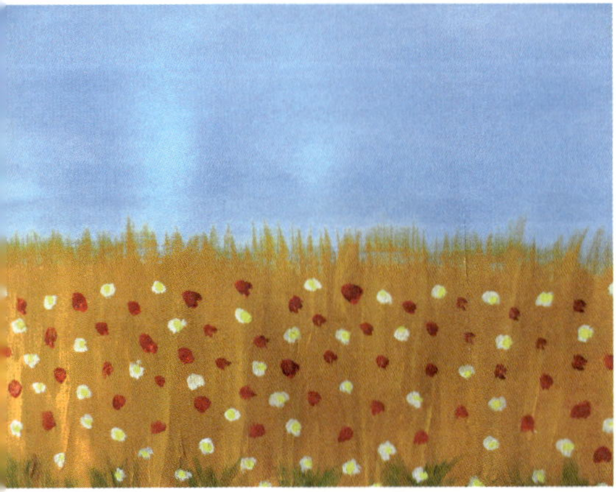

Art kippte zuweilen in Ungeduld. Umso mehr zeigte sie Freude am Malen und war dankbar, dass sie mit ihren Händen etwas schaffen konnte. Die positiven Reaktionen des Personals, ihrer Familie und der BesucherInnen bestärkten sie in ihrem Tun, und sie zeigte sich mehr und mehr selbstbewusst und gar stolz. Ich habe eine kleine Auswahl getroffen aus ihrer Bilderserie, die bei uns entstanden ist.

Frau U. hat nach ihrem letztmaligen Austritt aus dem Spital noch mehrere Wochen in einem Pflegeheim gelebt. Später habe ich erfahren, dass sie auch dort ihrer Leidenschaft für das Malen nachgegangen ist.

Im Unterschied zu vielen anderen Begegnungen auf der Palliativstation im Spital war es mir aufgrund der wiederholten, jeweils mehrere Wochen langen Aufenthalte von Frau U. möglich, eine längere Zeit dauernde Beziehung zu ihr aufzubauen. Das Vertrauen konnte wachsen, das gegenseitige Interesse wurde durch viele Gespräche genährt. Jedes Mal

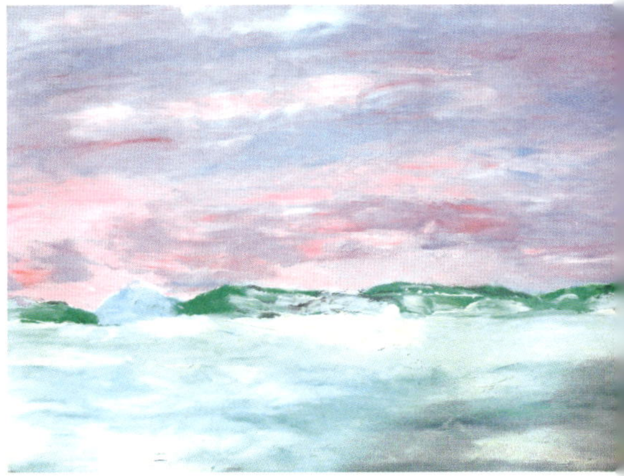

wenn ich ihr Zimmer betrat, strahlte sie über das ganze Gesicht. Wenn ich mich verabschiedete, bedankte sie sich. Auch ich bedankte mich jeweils für die geteilten Momente, die Bilder und Gespräche. Ich erklärte ihr, dass auch ich beschenkt werde, wenn wir Zeit miteinander verbringen.

Die Bärenbrüder, Kreativität und Dankbarkeit

Herr K. wurde zu uns auf die Abteilung gebracht, weil er seit Tagen nicht mehr essen wollte. Er wurde immer schwächer. Zudem plagten ihn starke Atemnot und Schmerzen. Er war Ende 50 und damit ungefähr in meinem Alter. Als ich ihn das erste Mal sah, stellte ich mich gerade seinem Zimmernachbarn vor. Ich hatte mein rollendes Malatelier dabei.

Es kann vorkommen, dass PatientInnen in Zweierzimmern untergebracht sind, wenn dies beiden zugemutet werden kann. Das hat Vor- und Nachteile: In Bezug auf die Kunsttherapie bedeutet es, dass es manchmal schwierig ist, die nötige Ruhe zu finden, um am Bett mit einem oder einer PatientIn zu arbeiten, während bei dem oder der ZimmernachbarIn Besuch ein und aus geht oder medizinische und pflegerische Handlungen nötig sind. Als Vorteil kann es sich aber auch erweisen: Ein von Natur aus vielleicht eher zurückhaltender, skeptischer Patient kann miterleben, wie sein Zimmernachbar mit mir Zeit verbringt. Er kann sehen, dass es eine Abwechslung und Bereicherung bringt, sich auf das Angebot der Kunsttherapie einzulassen. Nicht selten schauen die PatientInnen im Nachbarbett interessiert zu und äußern dann, dass sie das für sich auch in Anspruch nehmen möchten.

Herr K. war weder zurückhaltend noch skeptisch, im Gegenteil: Er zeigte schon an seinem ersten Tag auf der Station Interesse an der Maltherapie. Er war beim Eintritt von seiner Tochter begleitet und wurde von den Pflegekräften umsorgt. Meist ist am Eintrittstag für mich noch nicht der Zeitpunkt da, mit jemandem Kontakt aufzunehmen. Herr K. jedoch äugte trotz den Aktivitäten rund um seinen Eintritt neugierig zu mir und den Farben herüber. Ich begrüßte ihn kurz und versprach, bald bei ihm vorbeizukommen.

Am nächsten Morgen wusste die Nachtwache von Erstaunlichem zu berichten: Herr K. habe in der Nacht nach Essbarem verlangt. Mehrere kleine Brotschnitten mit Butteraufstrich und Konfitüre habe er vertilgt. Als ich ihn dann besuchen konnte, schien er guter Dinge. Seine Erkrankung brachte es aber mit sich, dass er nur mit Schwierigkeiten sprechen konnte. Ich hatte Mühe, ihn zu verstehen. Er holte sein Handy hervor und zeigte mir Bilder, die er früher gemalt hatte. Staunend schaute ich sie an. Selbst auf dem kleinen Bildschirm war offensichtlich, dass es differenzierte, farbenfrohe und in meinen Augen künstlerisch anspruchsvolle, komplexe Kunstwerke waren. Er gab mir zu verstehen, dass er gerne ein Bild malen würde.

So richtete ich es ein, dass er halb sitzend im Bett ein schräg gestelltes Tischchen mit einem kleinen Blatt darauf vor sich hatte. Ich bediente ihn mit den gewünschten Farben, und er führte den Pinsel, mit Anstrengung zwar, aber unübersehbar mit selbstverständlicher Eleganz. Die Kraft reichte gerade, um das kleine Bild fertigzustellen. Mit Tränen in den Augen schaute er mich an und flüsterte: »Jetzt weiß ich, dass mich die Kreativität noch nicht verlassen hat!« Dann fragte ich ihn, ob das Bild denn einen Titel bekomme. Ganz leise und immer noch bewegt, hörte ich ihn wispern: »Zwei Bärenbrüder haben Spaß!«

Als ich ihn das nächste Mal sah, wollte er nicht selbst malen, wünschte sich aber von mir ein Bild von einem Baum mit Blü-

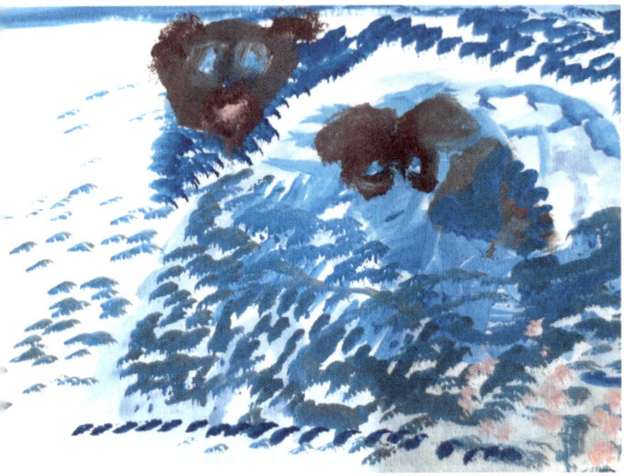

ten. Ich installierte mich neben seinem Bett und ließ das Gewünschte langsam entstehen. Er schaute still zu. Zum Schluss bestand er darauf, dem Bild den Titel »Tausendblütenbaum« zu geben. Auf der Rückseite notierte er mit großer Anstrengung: »Tausendblütenbaum – Tausend Dank an meine Tochter.« Zudem wurde sein Name vermerkt als Ideengeber, mein Name bei der Ausführung.

Solche Erlebnisse sind intensiv und auch für mich enorm bewegend und bereichernd. Es sind Erfahrungen, die auf bei-

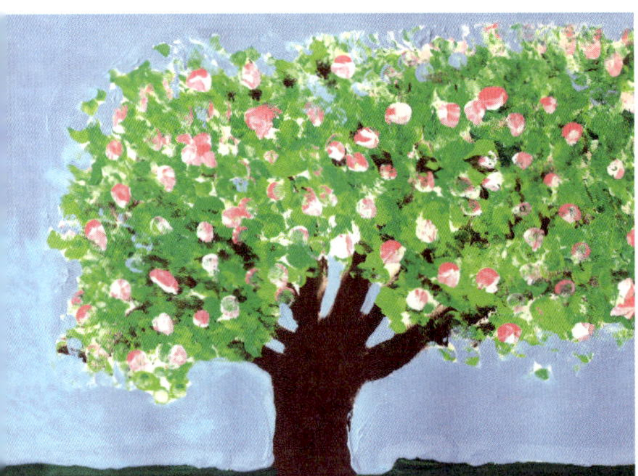

den Seiten Spuren hinterlassen. Herr K. hat mir gezeigt, wie er trotz einschränkenden Beschwerden und Gebrechen bereit war, sich mit dem Verlust vieler seiner körperlichen Fertigkeiten auseinanderzusetzen. Und wie er sich Neugier und eine geradezu spielerische Kreativität bewahren konnte. Nicht nur er verspürte Dankbarkeit. Einmal mehr war auch ich davon erfüllt.

Die Malerin und die Urformen

Als ich mich beim Erstbesuch bei Frau H., 67 Jahre alt, als Kunsttherapeutin der Abteilung vorstellte, erklärte sie mir sogleich, dass sie auf keinen Fall bereit wäre, sich darauf einzulassen. Entgegen dieser Aussage, zeigte sie sich aber erstaunlich mitteilungsbedürftig mir gegenüber. Zeitlebens habe sie sich mit Malerei beschäftigt und ihren Lebensunterhalt als Kulissenmalerin im Theater verdient. Doch vor ein paar Jahren erlitt sie im einen Auge eine Embolie. Sie nannte mir Datum und sogar die Uhrzeit. Sie beschrieb mir genau, was sie während des Ereignisses gesehen hatte. Seither hatte das betroffene Auge nur noch einen kleinen Rest von Hell-Dunkel-Kontrast, den es wahrzunehmen imstande war, während das andere Auge über die volle Sehkraft verfügte. Dies hatte eine starke Veränderung ihrer visuellen Wahrnehmung zur Folge. Seither war es ihr nicht mehr möglich, ein dreidimensional erlebtes Sehen zu haben. Alles wirkte flach. Als Malerin hatten ihr die Beobachtung von Natur und Umwelt und das Betrachten von Kunst viel bedeutet. Nun war die Freude daran komplett verschwunden. Diesen schlagartigen Verlust zu akzeptieren hatte sie viel Kraft gekostet. Sie habe seither keinen Pinsel mehr angerührt. Wenn sie jetzt mit mir zusammen die Farben anschaue und zu malen versuchen würde, käme das dem Aufreißen einer Wunde gleich. Dieser Sehverlust bewertete sie in der Belastung gleich stark wie die Krebserkrankung, wegen der sie auf der Palliativstation lag.

Nach unserer ersten Begegnung habe ich nach einer Möglichkeit gesucht, sie nicht nur im Gespräch, sondern auch mit einem kunsttherapeutischen Mittel zu begleiten. Ich erinnerte mich an das Buch »Urformen des Malens: Spuren der Wandlung und kunsttherapeutische Anwendung« von Bettina Egger. Darin zeigt die Autorin auf, dass gewisse Formen, die sogenannten Urformen – zum Beispiel Kreise, Spiralen, Punkte – bei allen malenden Kindern vorkommen. Mehr noch: Die Urformen finden sich weiterhin bei malenden Erwachsenen und in der Kunst. Des Weiteren legen Felszeichnungen und Ritzungen Zeugnis ab, dass diese Formen bereits in prähistorischer Zeit verwendet wurden. Bettina Egger bringt die Urformen in Zusammenhang mit der körperlichen Entwicklung des Menschen und kommt zum Schluss, dass sie universell sind und »[...] dass diese Urformen der sichtbare Niederschlag dessen sind, was in uns Menschen gleich ist, was uns verbindet über alle Zeiten und Kulturen hinaus. Was wir direkt und ohne Erklärung voneinander verstehen. [...] Bilder können immer von mindestens zwei Standpunkten her betrachtet werden: von ihrer Struktur und ihrem Inhalt. Die Struktur ist körperbezogen und über die Jahrtausende unverändert. [...] Der Inhalt verändert sich von Person zu Person, von Kultur zu Kultur, von Zeitalter zu Zeitalter. Inhalt kann interpretiert werden, Struktur wird erkannt, entdeckt. Inhalt hängt von Meinungen ab, Struktur ist bleibend.«[8]

---

8 Bettina Egger: *Urformen des Malens: Spuren der Wandlung und kunsttherapeutische Anwendung*, 1. Aufl. Bern: Hogrefe Verlag, 2015, S. 8, 18f.

Aufgrund dieser Erkenntnisse und mithilfe der Urformen entwickelte Bettina Egger eine neuartige, körperbezogene Therapieform. Daran erinnerte ich mich und beschloss, einen Versuch zu wagen. Auf kleinen weißen Kärtchen malte ich die Urformen mit einem schwarzen Stift.

Schwarz-weiß deshalb, weil ich die reine Struktur betonen und nicht durch Farben Inhalt einbringen wollte. Wie würde Frau H. auf die Urformen, diese Bild gewordenen, körperbezogenen universellen Strukturen, reagieren?

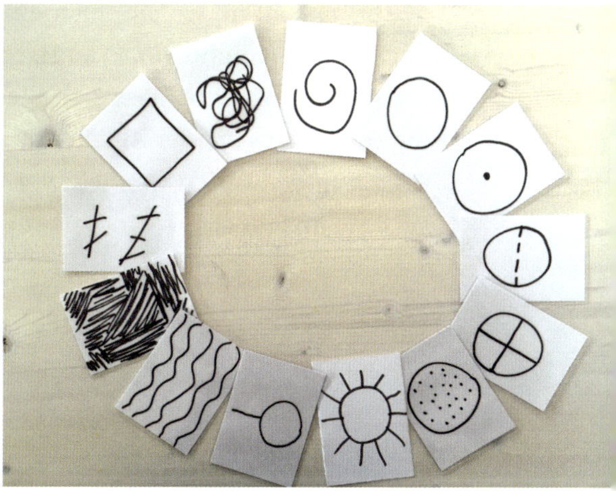

Begeistert hörte mir Frau H. zu, als ich ihr die Bedeutung der Urformen erläuterte. Mein Vorschlag war, dass sie Urformen auswählte, betrachtete und allenfalls mit dem schwarzen Stift selbst auf Kärtchen malte. In meiner Anwesenheit wollte sie sich nicht darauf einlassen, deshalb ließ ich ihr das Material dazu da und hoffte, dass sie sich weiter damit beschäftigen würde.

Bei meinem nächsten Besuch zeigte sie sich abweisend und wollte lieber in Ruhe gelassen werden. Ich glaubte schon, zu weit gegangen zu sein und es mit ihrem Vertrauen verscherzt zu haben. Doch in den nächsten Tagen begegnete ich ihr auf dem Flur, und sie lud mich ein, in ihr Zimmer zu kommen. Dort erzählte sie mir ihre Lebensgeschichte, indem sie die Kärtchen quasi als Lebensstationen verwendete. Sie reihte sie auf und schilderte mir jeweils zu den einzelnen Urformen Ereignisse aus ihrem Leben. Es war ein Lebenspanorama voller Brüche, Konflikte und Belastungen. Aber es war ihr gelebtes Leben, und sie hatte ihren Weg gefunden, sich darin einzurichten. Und sie hatte eine kreative Möglichkeit gewählt, um mit mir im Gespräch zu bleiben, ohne dass wir ihre schmerzhafte Wunde berührten.

Eine Woche später konnte sie mit der nötigen Unterstützung durch Spitex und mit der Hilfe einer Freundin nach Hause zurückkehren, wo sie noch ein paar Wochen verbringen durfte. Die Freundin von Frau H. schrieb mir einen Brief, worin sie mir mitteilte, dass sich die Patientin noch immer an die Zeit bei uns auf der Abteilung erinnerte und davon sprach. Als ich in den Ferien war, wurde sie wieder hospitalisiert und verstarb im Spital.

Klangtherapie

Herr L., ca. 60 Jahre alt, hatte lange Jahre seinen Lebensunterhalt mit dem Verkauf seiner Kunstwerke verdient. Dafür war er bereit, ein ganz einfaches Leben zu führen. Er stellte Metallplastiken her, restaurierte Möbel, schreinerte und malte Öl- und Acrylbilder. Er interessierte sich für Musik, musizierte auch selbst und hatte ein breites Wissen über Natur und Kultur rund um den Globus.

Nun war es ihm wegen der Krankheit nicht mehr möglich, seinen Tätigkeiten nachzugehen. Deshalb bedrängten ihn auch Probleme finanzieller Art. Als ich ihn besuchte, fand ich einen Menschen vor, dessen Trauer hinter der gereizten Reaktion zu spüren war. Er würde garantiert keinen Pinsel in die Hand nehmen, und dass ich für ihn ein Bild malen könnte, empfände er als Zumutung. Trotzdem wollte er meine Farben anschauen und sich mit mir austauschen. Es war offensichtlich, dass er es schätzte, Zeit mit mir zu verbringen. Er erzählte von seinen früheren Reisen und erwähnte seine Indianerflöte. So kam es mir in den Sinn, ihn zu fragen, ob ich denn das nächste Mal Didgeridoo für ihn spielen dürfe. Er war begeistert. So hatte ich fortan immer mein Instrument dabei, wenn ich zu ihm ging. Er liebte den urig tiefen Klang. Während ich spielte, schloss er die Augen und legte jeweils die Hände abwechselnd auf das Instrument, um die Vibrationen zu spüren. Dann überraschte er mich mit seiner Indianerflöte. Trotz Atemnot spielte er mir darauf vor.

An einem warmen Tag im Frühsommer nahmen wir den Weg in den Park auf uns, wo wir auf der Bank saßen und zusammen musizierten: er mit der Flöte ganz zart, ich mit dem Didgeridoo mal kraftvoll, mal leise. Von den ungewohnten Tönen angelockt, gesellten sich Zuhörerinnen und Zuhörer dazu, und er genoss es, draußen im Grünen zu musizieren, den Vögeln zu lauschen und im Gespräch mit mir und unter Menschen zu sein.

Herr L. konnte nochmals nach Hause zurückkehren. Zum Abschied schenkte er mir eine große getrocknete Schote eines tropischen Baumes. Wenn sie rhythmisch geschüttelt wird, erzeugen die Samen darin ein rasselndes Geräusch.

So fand mein Instrument, das Didgeridoo, ins Spital, wo ich es seither regelmäßig zum Einsatz bringe. Die geschenkte Schote und das Didgeridoo sind nicht die einzigen Klanginstrumente geblieben. Nach und nach konnte ich noch andere Klanginstrumente anschaffen, oder mir wurden und werden immer wieder welche geschenkt. Inzwischen verfüge ich über eine ganze Palette von verschiedensten Instrumenten, die alle einfach zu spielen sind. Klänge und Musik können ebenso vielfältig eingesetzt werden wie die Bilder und das Malen.

Ein weiteres Erlebnis, bei dem ich die Klangtherapie einsetzen konnte, war, als mich die Schwester einer Patientin um ein Gespräch bat. Sie ließ mich wissen, dass sie im Gefühl lebe, neben der Kranken ihre Position nicht gefunden zu haben. Der Partner, die Kinder und die Eltern hätten einen natürlichen

Platz in dem Geschehen. Nur sie habe keinen, um mit ihrer Schwester Zeit zu verbringen. Immer wieder würden sie durch Besuche anderer Familienmitglieder in ihren Gesprächen unterbrochen. Dabei seien sie sich einmal sehr nahegestanden.

Da ich bereits wusste, dass die Patientin die urtümlichen Klänge des Didgeridoos liebte, schlug ich eine gemeinsame »Musizierstunde« vor. Die Patientin war einverstanden und freute sich. Der Zufall wollte es, dass die ältere der beiden Töchter auch dabei war. Die drei Frauen saßen im Aufenthaltsraum auf der Abteilung beieinander. Ich spielte das Didgeridoo so, dass alle drei ihre Hände auf dem Instrument platzieren konnten. Auf diese Weise sollte für alle ein Gefühl dafür entstehen, eingebunden und verbunden zu sein und ihren natürlichen Raum im Geschehen einzunehmen. Klänge füllten den Raum und erzeugten gleichsam einen Klangraum, indem sich die Beteiligten aufgehoben fühlen konnten.

Danach wählten die Frauen je ein Instrument zum Mitspielen: die kleine Handtrommel, eine Rassel und die geschenkte Schote kamen neben meinem Didgeridoo zum Einsatz. Wir vier Frauen waren für einen Moment vereint im Tun.

Später, nach dem Tod der Patientin hatte ich sowohl mit ihrer Tochter wie auch mit der Schwester je ein Gespräch. Beide bedankten sich nochmals für die berührende Erfahrung beim gemeinsamen Musizieren.

Wie in den beiden Beispielen beschrieben, können die Klanginstrumente eine sinnvolle Ergänzung meines Therapieangebots sein. Die beiden Beispiele zeigen auf, dass ich von den PatientInnen immer wieder herausgefordert werde, nach einem Weg zu suchen, um sie individuell begleiten zu können. Kreativität führt immer ins Neuland und eröffnet neue Möglichkeiten und Zugänge.

Blumenmeer

Er habe seine Kindheit am Mittelmeer erlebt, und von der Landschaft seiner damaligen Heimat wollte Herr F., 37-jährig, ein Bild malen. Mit den Fingern brachte er geduldig aufs Papier, was vor seinem inneren Auge Gestalt angenommen hatte, als er mir davon erzählte. Das Malen kostete ihn viel Kraft,

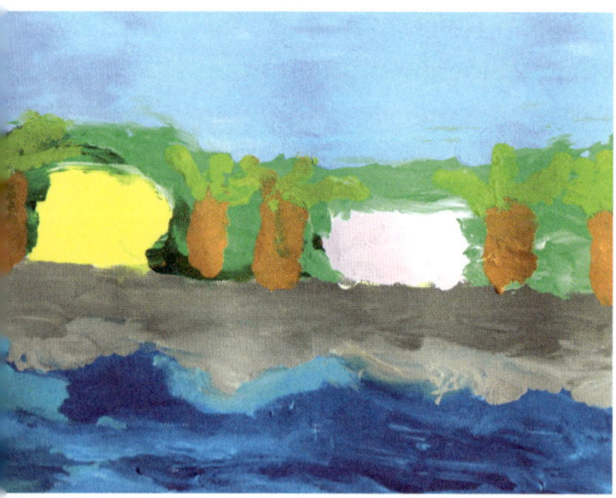

und obwohl es ein wunderbares Bild geworden ist, hatte er nicht so richtig Freude daran. Wie viele KlientInnen in anderen kunsttherapeutischen Situationen auch, verfiel er in eine abwertende Haltung gegenüber dem, was er eigenhändig geschaffen hatte. Ein weiterführender Prozess hätte hier vielleicht etwas bewirken können, doch dazu kam es leider nicht mehr. So bleibt mir jetzt, mich an diesem Bild zu freuen und zu schätzen, dass er sich so offen gezeigt hatte, es in meiner Anwesenheit zu malen.

Als ich Herrn F. das nächste Mal in seinem Zimmer besuchen konnte, hatte seine Kraft weiter abgenommen, und die Erschöpfung war ihm anzusehen. Ans Malen war nicht zu denken. Zudem brachte die zuständige Bezugspflegende einen riesigen Blumenstrauß ins Zimmer, den seine Arbeitskollegen geschickt hatten. Die Kollegin überließ es mir, die Blumen zusammen mit dem Patienten anzuschauen. Lange ließen wir die Farben der einzelnen Blumen auf uns wirken, befühlten die samtene Struktur der Rosen, rochen daran, ließen uns dabei von den feinen Gräsern die Nasen kitzeln und bewunderten das kunstvolle Ensemble. Vor Rührung und Trauer hatte er Tränen in den Augen. Dann kamen wir ins Gespräch über seine Berufszeit, Herr F. war vor seiner Krankheit als Lagerist tätig gewesen. Wir sprachen darüber, wie wichtig die Arbeit seiner KollegInnen für die Gesellschaft sei. Dieser Gedanke war ihm sehr wertvoll. Der Blumenstrauß funktionierte, wie ein gemaltes Bild funktioniert: Über verschiedene Sinne konnte er Zugang zu seinen Gedanken und Gefühlen finden und im Gespräch einen für sich sinnvollen Bezug entdecken.

Das Malen ist also keineswegs Voraussetzung für meine kunsttherapeutische Arbeit. Es ist die aufmerksame Begegnung und die gegenseitige Bereitschaft, im jeweiligen Moment zusammen etwas erleben zu wollen. Damit das möglich wird, braucht es einen gewissen Vertrauensvorschuss und Mut seitens des oder der Kranken. Von meiner Seite verlangt es ebenso Mut: Ich muss bereit sein, mich diesem Menschen zuzumuten. Den durch die Spitalsituation spärlich gewordenen Intimraum eines oder einer Kranken zu betreten und ungefragt Kunsttherapie vorzuschlagen fühlt sich manchmal schon vermessen an. Allein die unerschütterliche Überzeugung, etwas Gutes im Sinn zu haben, hilft mir über diese Schwelle.

Als Grundlage für Gespräche und als Einstieg können nicht nur gemalte Bilder, sondern auch Kunstbücher, Kinderbücher, Postkarten, Sprachbilder, Musikstücke, Lieder und anderes mehr verwendet werden. Ich versuche immer einen individuellen Zugang zu den PatientInnen und wenn möglich eine sinnlichere Form als das reine Gespräch zu finden.

Gefährten

Für manche Menschen ist ein Haustier ein Familienmitglied. Es wird zärtlich geliebt, man spricht mit ihm, trägt Verantwortung für sein Wohlergehen und hat damit eine sinnvolle Aufgabe. Es entsteht eine enge Bindung zwischen Mensch und Tier. Daher können Haustiere sehr sensibel reagieren, wenn ihre Bezugsperson erkrankt oder gar ins Spital muss. Möglicherweise wird sogar das Fressen verweigert. Auch die PatientInnen vermissen ihren Gefährten schmerzlich, sind traurig und machen sich Sorgen. So kann es passieren, dass eine einstige Ressource zu einer Belastung wird, die zusätzlich Energie kostet. Eine Entlastung von diesen Sorgen würde zur Verbesserung der Lebensqualität beitragen.

Eine ehemalige Bäuerin, ca. 70 Jahre alt, lernte ich kennen, als sie gerade Besuch hatte von zwei jungen Damen. Offenbar kannten sie einander sehr gut, denn sie pflegten einen vertrauten Ton. Ich stellte mich vor und erklärte, dass ich nicht stören wolle und daher später nochmals vorbeikommen würde. Die Damen waren aber neugierig zu erfahren, was ich denn zu bieten hätte. Ich zeigte ihnen die Farben und sprach dabei auch von der Möglichkeit, dass ich im Beisein der Kranken ein Bild für sie malen könnte. Die beiden jungen Frauen schauten einander an und ließen mich dann wissen, dass die Bäuerin den Hofhund Barry schmerzlich vermisse. Ich versprach ein Bild von Barry zu malen. Es fehlte mir jedoch ein Tuch, um das Bett vor Farbklecksen zu schützen. Ich verließ das Zimmer, um eines zu besorgen. Als ich erneut eintrat, waren noch mehr Besucher angekommen. Darum schlug ich erneut vor, später wiederzukommen. Die Bäuerin gab mir aber zu verstehen, dass Barry nun »unverzüglich hermüsse«! So entstand das Bild des Hofhundes Barry unter den Augen der Patientin und deren fünf BesucherInnen. Das Bild wurde aufgehängt, die Bäuerin war zufrieden. Fortan wurde nicht nur die Patientin von den Besuchenden begrüßt, sondern auch Barry.

Barry blieb nicht der einzige gemalte Hund auf der Station: Frau S. hatte ihren Pudel zu ihrer Tochter bringen müssen,

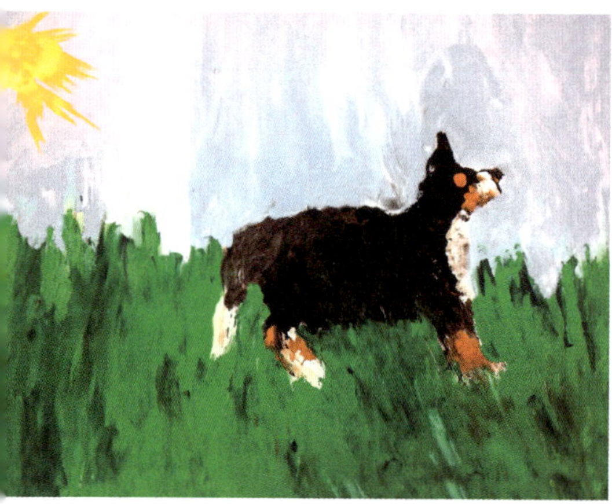

als ein Spitalaufenthalt unumgänglich wurde. Für den Hund wurde gut gesorgt, jedoch wollte er nicht fressen, seit sein Frauchen weg war. Natürlich belastete das die Kranke sehr. Sie hatte das Gefühl, den Hund im Stich gelassen zu haben. Pausenlos dachte sie an ihn. Nachdem mich die Bezugspflegende schon vor meinem ersten Besuch bei Frau S. über die Situation informiert hatte, schlug ich ihr vor, den Hund für sie zu malen. Sie war zunächst etwas skeptisch, beschrieb mir aber ihren Liebling detailliert. Ich malte wiederum so platziert, dass sie freie Sicht auf das Geschehen hatte. Ich malte ganz langsam, um ihr Zeit und Gelegenheit zu geben, ihren Schmerz zu spüren und sich darum zu kümmern. »Hier sollte das Fell gekraust sein und die Frisur müssen Sie höher malen!« Immer wieder gab sie mir genaue Anweisungen. Ich hatte den Eindruck, dass es für sie auch eine Art war, sich um den Hund, dem wir uns zusammen widmeten, zu kümmern.

Meiner Ansicht nach geht es weniger darum, Trauer und Schmerz auszudrücken, als vielmehr darum, sie wahrzunehmen und vor allem in Ruhe zu lassen. Das Malen bietet genau das: Es ist ein langsamer Prozess, der es erlaubt, Gefühle wahrzunehmen, und gleichzeitig dafür sorgt, dass die Gedanken mit der Gestaltung beschäftigt werden. Somit ist gewährleistet, dass sich Gefühle in Ruhe wandeln können ohne hindernde Einmischung von wertenden Gedanken.

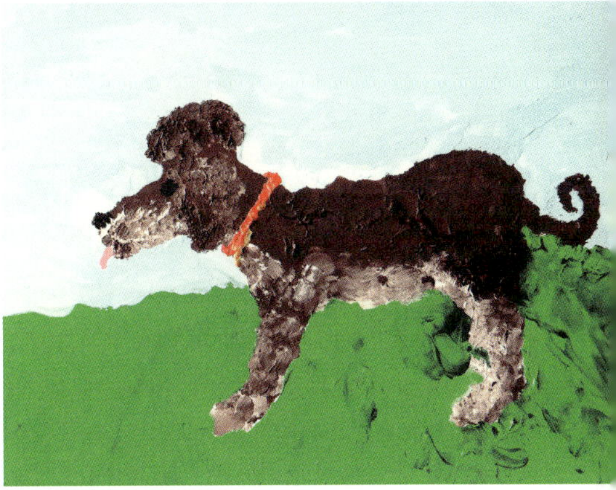

Über das fertige Bild freute sich die Patientin sehr. Beim nächsten Besuch ließ sie mich wissen, dass Frido nun doch wieder fraß, was sie sehr erleichterte.

Die beiden Beispiele sind zwei von vielen. Immer wieder kommt es vor, dass ich gebeten werde, Bilder von Haustieren zu malen. In diesen Fällen wird es von den Kranken sehr geschätzt, dass sie sich bei der Entstehung nur verbal beteiligen können und nicht beim Malen damit beschäftigt sind, die Gestaltung gut genug hinzubekommen. Die Malstunde kann so als Geschenk und eine Form von Zuwendung empfunden werden.

Der rote Kimono

Herr K., ca. 70-jährig, litt unter Schmerzen und ausgeprägter Müdigkeit. Er begrüßte mich mit einem kraftlosen Händedruck, aber sein Blick schien mir waches Interesse und Neugier zu signalisieren. Die Farben wollte er sehen. Er ließ mich wissen, dass er eigentlich auch gerne aquarellieren würde, seine Kräfte es aber nicht zuließen. Ein wenig belustigt ließ er sich darauf ein, mir ein Bild zu »diktieren«. Als pensionierter Lehrer übernahm er mühelos und mit wohlwollendem Verständnis die Führung.

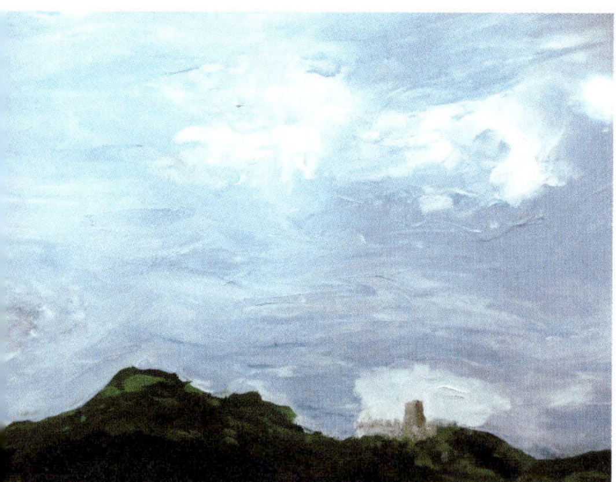

Er wünschte sich die Ansicht einer Burg im Wald in der Nähe seines Wohnortes. Bald schaute er fasziniert auf meine malende Hand und das entstehende Bild. Während des Malens erfuhr ich von ihm, dass er sich gleich nachdem er die Diagnose der schweren Erkrankung bekommen hatte, zwei elegante Pyjamas besorgt habe. Beide hat er ins Spital mitgenommen, das eine trug er. Ich hatte meine Zweifel, ob ich den Ansprüchen des Ästheten genügen könne. Geduldig ließ er mich jedoch das Bild entwickeln und war zu guter Letzt zufrieden damit. Das Bild wurde aufgehängt. Danach zeigte er mir stolz eine Fotografie eines Aquarells auf seinem Handy. Das Bild hatte er noch vor Kurzem selbst angefertigt. Es zeigte jene Burg im Wald.

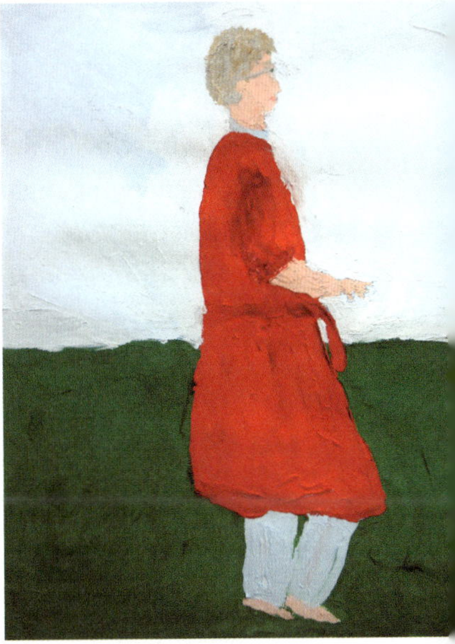

Beim nächsten Besuch eröffnete er mir, dass er sich ein bestimmtes Bild von mir wünsche. Er wolle sich selbst im roten Kimono sehen, wie er voranschreite. Dabei wies er auf den sorgsam gefalteten roten Kimono, der auf dem Fenstersims auf seinen Gebrauch wartete. Er hoffe nämlich sehr, wieder besser »in die Gänge zu kommen«. Eine neue Herausforderung für mich. Auf der bewährten Basis von beidseitigem Respekt und Humor wurde auch diese Malstunde eine vergnügliche. Sein Kommentar: »Der alte Herr geht aufrecht, allerdings ein wenig steif, was ja auch nicht weiter verwunderlich ist.« Auch dieses Bild bekam einen Platz in seiner Sichtweite.

Bereits ein paar Tage später erfuhr ich im interdisziplinären Rapport, dass Herr K. dank der medizinischen Behandlung und der regelmäßigen Physiotherapie wieder aufstehen könne – auch wenn er sich immer noch sehr erschöpft fühle.

Bei meinem Besuch erwartete mich eine Überraschung: Er hatte ein Spitalstillleben aquarelliert. Ich war sehr bewegt.

Im Gespräch erfuhr ich, dass er früher auch sehr gerne musiziert habe. Er habe Gitarre gespielt und sei sogar hie und da zusammen mit einem befreundeten Flötisten aufgetreten. Dies habe ihm viel Freude bereitet, und er vermisse das Musizieren sehr. Er verriet mir, er möchte gern ein kleines Spitalkonzert mit seinem Freund geben. Allerdings wären seine Finger schon etwas steif, die Übung fehle, und er fühle sich nicht sicher, ob die Kraft dazu reichen würde. Vorerst wünschte er sich jedoch, dass ich für ihn ein Bild in »Bossa-Nova-Schwingungen« malen sollte. Schwierig, denn ich hatte zwar eine Vorstellung davon, wie Bossa Nova klingt, jedoch keine Ahnung, wie diese Schwingungen für ihn aussehen sollten. »Warm, leidenschaftlich und gleichzeitig sanft, mit etwas Melancholie«, waren seine Anforderungen. Er wählte die Farben, und zusammen meisterten wir diese Aufgabe zu seiner Zufriedenheit.

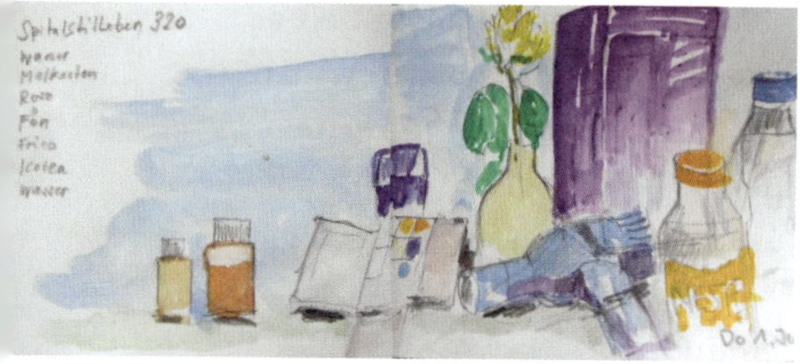

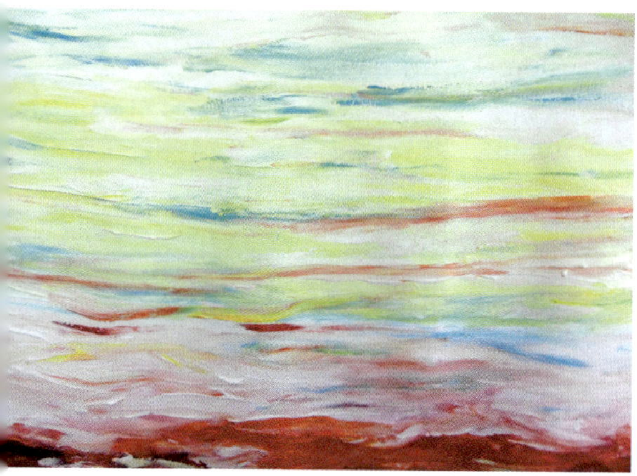

Ich wurde dann tatsächlich eingeladen zu einem kleinen Konzert in seinem Spitalzimmer. Er saß auf dem Stuhl, spielte Gitarre,und sein Freund spielte Flöte. Die Ehefrau und ein weiterer Freund waren auch da. Später gesellten sich noch zwei Pflegende dazu, und Herr K. genoss es sichtlich, vor seinem Publikum zu musizieren. Die Tür des Zimmers blieb offen, und so hallten nebst anderen Melodien auch Bossa-Nova-Klänge durch den Flur. Im Nachbarzimmer erfuhr ich anschließend, dass auch deren PatientInnen in den Genuss des Konzertes gekommen waren.

Als der Austritt nach Hause bereits geplant wurde, hatten wir noch eine letzte Malstunde vor uns. Herr K. hatte wieder eine bestimmte Idee: »Die Zukunft wird noch Überraschungen für mich bereithalten – Dinge, die ich noch nie getan habe. Können wir dafür ein Bild malen?« Ich schlug ihm vor, dafür eine Früchteschale voller reifer Früchte zu malen. Er war einverstanden. Kostbar musste die Schale aussehen, daher die Farbe Gold. Die Früchte wählte er selbst aus, das Malen wollte er mir überlassen. Langsam und in stillem Einvernehmen entwickelten wir zusammen das Bild. Beide genossen wir nochmals die geteilten Momente.

Sein Wunsch, nochmals nach Hause zurückzukehren, wurde erfüllt. Er verstarb jedoch ein paar Wochen später bei uns auf der Station. Noch heute denke ich zuweilen an ihn.

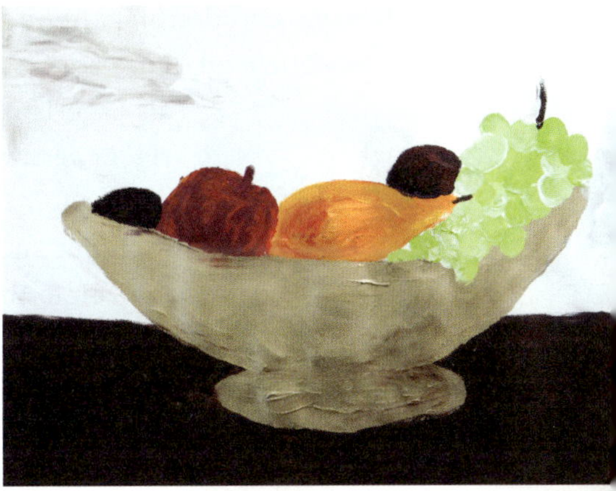

Eine Biografie in Bildern

Herr V., ein älterer Patient, Italiener, schon lange in der Schweiz lebend, hatte zuerst auf dem Bau gearbeitet, später

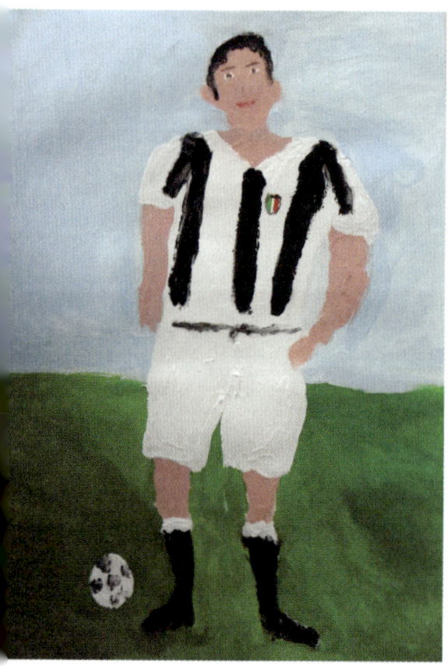

als Lagerist. Die Verständigung war schwierig. Er verstand mich zwar, konnte aber nur gebrochen Deutsch sprechen und wegen Atemnot auch nur undeutlich artikulieren. Ich zeigte ihm die Farben, und er war sogleich einverstanden, dass ich für ihn ein Bild malen würde. Schwarz-Weiß wünschte er sich. Ich war perplex: Das hatte ich nicht erwartet. Ich versuchte auf die Spur zu kommen, was er sich denn in Schwarz-Weiß vorstellte. »Juve!«, sagte er. Juventus Turin, der berühmte Fußballklub, hat schwarz-weiß gestreifte Trikots. Unter Schwierigkeiten erfuhr ich, dass er selbst in jungen Jahren bei den Junioren in Turin gespielt hatte. Sein Stolz war spürbar. Ein Porträt von ihm als Fußballer in den Vereinsfarben von Juve war deshalb naheliegend.

Er beteiligte sich verbal, so gut es ging, an der Entstehung und bewies ein genaues Auge. Er konnte mir sogar Hinweise geben, wie die Hosenbeine der Fußballer geschnitten sind. Es kostete mich ziemlich viel Geduld, vor allem wegen der sprachlichen Schwierigkeiten. Aber auch, weil er das Resultat dann doch sehr genau haben wollte. Zufrieden hängten wir zusammen das Bild auf.

Die nächste Malstunde begann damit, dass er mir Bilder aus seiner Heimat, den Abruzzen, zeigte. Er wünschte sich von mir ein Bild dieser Landschaft. Diesmal ging es fast ohne Worte, weil ich bereits eine Vorstellung davon hatte, was ins Bild gebracht werden sollte. Und auch weil er schon wusste, was ihn erwartete: Er durfte zuschauen, während ich für ihn langsam die Landschaft seiner Kindheit vor ihm entstehen ließ.

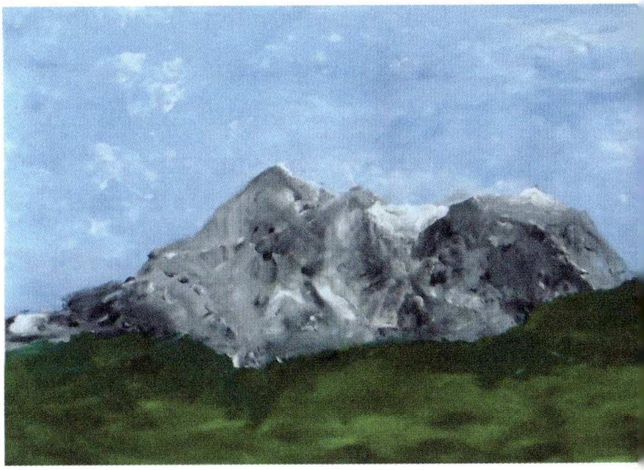

Wir beide genossen es, wie mühelos sein Bild entstand. Er hing seinen Gedanken nach, und ich spürte, dass die außergewöhnliche Situation für ihn in Ordnung war. Ich bin mir sicher, dass er es als spezielle Form der Zuwendung empfand. Er erhielt Aufmerksamkeit einerseits gegenüber seinem gelebten Leben und seiner Heimat und andererseits Aufmerksamkeit für ihn als Mensch, der gezeichnet von seiner Krankheit ist und im Spitalbett in der Schweiz liegt. Das ruhige, fast wortlose Malen gab auch mir Gelegenheit, meinen Gedanken nachzusinnen. Vielleicht ist er einsam und fühlt sich abgeschnitten vom Leben draußen? Ist er traurig, weil das Lebensende nicht mehr fern ist? Möglicherweise ist er ängstlich und unsicher, weil die Rückkehr in sein gewohntes Lebensumfeld infrage steht? Wie sehr plagen ihn körperliche Beschwerden, obwohl hier auf der Station alles getan wird, um diese zu lindern? Tatsächlich wurden wir mehrmals durch Pflegende unterbrochen, die nachschauten, wie es ihm ging und ob er etwas brauchte.

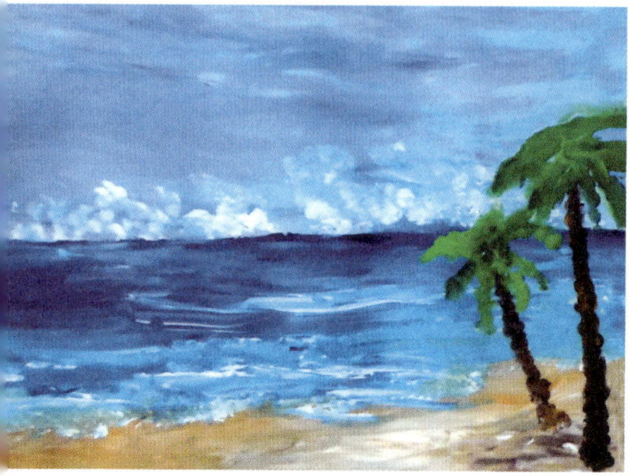

Für die dritte Malstunde hatte er sich schon ein Bild ausgedacht. Unter Schwierigkeiten verstand ich, dass er mehrmals Ferien in der Karibik gemacht hatte und sich ein Bild eines karibischen Strands samt Palmen wünschte. Als ich die drei fertigen Bilder an der Wand gegenüber seinem Bett betrachtete, wurde mir plötzlich klar, dass wir zusammen eine Biografie in Bildern geschaffen hatten.

Es stellt für mich eine Form von Erleichterung dar, wenn ich einem oder einer Kranken eine Freude machen kann, indem wir zusammen Bilder schaffen, denen er oder sie offensichtlich Bedeutung beimisst. Im Fall von Herrn V. habe ich das ganz deutlich wahrgenommen: Er freut sich. Das mag nach einer Banalität aussehen. Aber wenn man davon ausgeht, dass jemand kaum noch aus eigener Kraft das Zimmer verlassen kann, keine Angehörigen in der Nähe weiß, Kommunikationsschwierigkeiten bestehen und eine ungewisse Perspektive die Gedanken belastet, kann das von großem Wert sein.

In mehreren Beispielen habe ich bereits die Entstehung solcher Biografie-Bilder beschrieben. Entgegen der Auffassung, dass Therapie eine ebenso mühselige wie langwierige Angelegenheit darstellt, habe ich oft erlebt, wie ein einziges Bild gereicht hat, um einem oder einer PatientIn den Weg durch schwierige Gefühle wie Angst, Wut und Trauer zu Freude und Dankbarkeit zu weisen. Natürlich ist damit niemand von seinem körperlichen Leiden geheilt oder erlöst, und auch die Sorgen verschwinden dadurch nicht. Doch ist möglicherweise für Augenblicke oder sogar dauerhafter eine Sichtweise dazugekommen, die es erlaubt, anders mit den Belastungen umzugehen. Manchmal wechselt die Perspektive unversehens von: »Ich bin traurig, dass ich all das verlieren werde«, zu: »Ich bin dankbar für das, was mir das Leben an Schönem beschert hat.«

Im Laufe jeder Biografie können Dinge passieren, die große Schmerzen und psychische Belastungen verursachen. Kaum jemand wird davon verschont. Mit Sicherheit gehört das Erleiden einer unheilbaren Krankheit mit all ihren Konsequenzen zu diesen Dingen. Ich kann nur mutmaßen, wie viel Kraft und Mut es die Betroffenen kostet, damit leben zu lernen. Großen Respekt empfinde ich davor, wie die Kranken und ihre Angehörigen ihren Weg beschreiten, jeder und jede auf ihre individuelle Weise.

Staunend nehme ich jedoch zur Kenntnis, dass das Leben, und sei es auch ein schwieriges und von Entbehrungen gezeichnetes, immer auch innere Bilder hinterlässt, die einem individuellen Notfallköfferchen gleichkommen. Die Heilmittel darin sind die gespeicherten positiven Emotionen, die durch die Bilder wieder anklingen. Der eine erinnert sich mit Stolz an sein erstes Auto, die andere beschreibt, welche Freude ihr das Fahrradfahren bereitet hat. Das Haus in Spanien wie auch die Wanderlust oder die Freude am Blumengarten sind mir schon begegnet und haben in Bildern Niederschlag gefunden.

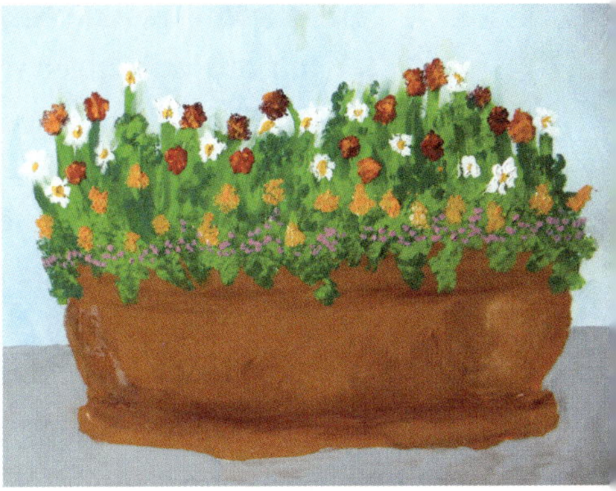

Znüninäh

Die Reihe der Biografie-Bilder wäre für mich nicht vollständig ohne das Bild mit dem Titel »Znüninäh«. Es war nämlich das allererste dieser Art, das mir auf der Palliativstation in meiner Arbeit sozusagen geschenkt wurde.

Herr G., ein ca. 80-jähriger Patient, schon geschwächt von seiner Krankheit, konnte kaum noch essen. Als ich ihm die Farben zeigte, meinte er sogleich, dass er sehr gern ein wenig Zeit mit mir verbringen möchte. »Schön, dann möchte ich etwas für Sie malen – was haben Sie denn gern gemacht früher?«, antwortete ich. »Znüninäh!«, kam er ohne Umschweife auf den Punkt. Wir kannten uns gerade mal seit fünf Minuten, und doch waren wir schon mittendrin angelangt – in den positiven Erinnerungen.

So schlug ich vor, dass ich ein Znüniplättli malen würde, während er mir diktierte, was er darauf sehen möchte. Ich platzierte mich in bewährter Weise neben sein Bett. »Speck, Sbrinz und Brot«, ließ er mich wissen. Kaum hatte ich begonnen, spürte ich, dass er unmittelbar beteiligt war. Ich entwickelte das Bild langsam, um ihm für die aufkommenden Emotionen Raum zu geben. Trauer ist ein langsames Gefühl, und es tut gut, sie in Ruhe wahrzunehmen und ihr Zeit zu lassen.

Während des Malens sprach er über sein früheres Berufsleben als Förster. Mir war klar, welche Bedeutung einer Znünipause für einen schwer arbeitenden Berufsmann zukommt. Es ist ein tägliches Ritual: Innehalten, ausruhen, dem Körper Nahrung und Flüssigkeit zuführen, Gespräche mit den Kollegen führen, scherzen.

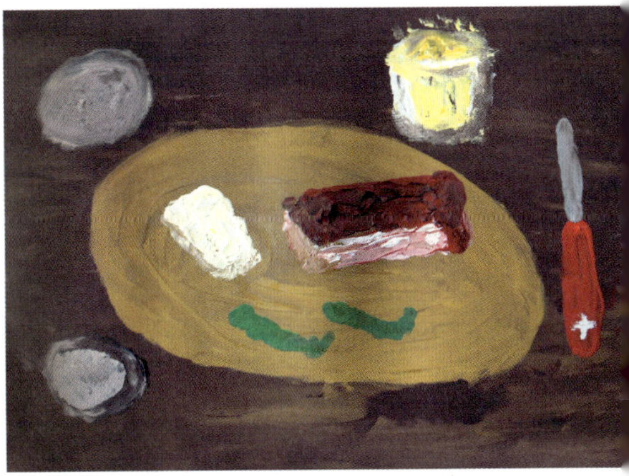

Das Bild war noch im Entstehen, als die Ehefrau und seine Tochter zu Besuch kamen. Ohne Umschweife nahmen sie Anteil an dem Malprozess. »Wissen Sie, jahrelang habe ich für ihn dieses Znüni bereitgestellt«, sagte seine Frau unter Tränen. Als ich das fertige Bild aufhängte, hat sich die Stimmung verändert, es herrschte Freude und Dankbarkeit.

Danach hatte ich noch einmal Gelegenheit, ein Bild für Herrn G. zu malen. Zum Znünibild gehöre noch eine Flasche, fanden wir zusammen heraus. Auf einem zweiten Blatt malte ich gemäß seinen Angaben eine grüne Flasche mit Bügelverschluss. »Was steht denn auf dem Etikett geschrieben?«, fragte ich. Verschmitzt gestand er mir: »Es ist ein Bier.«

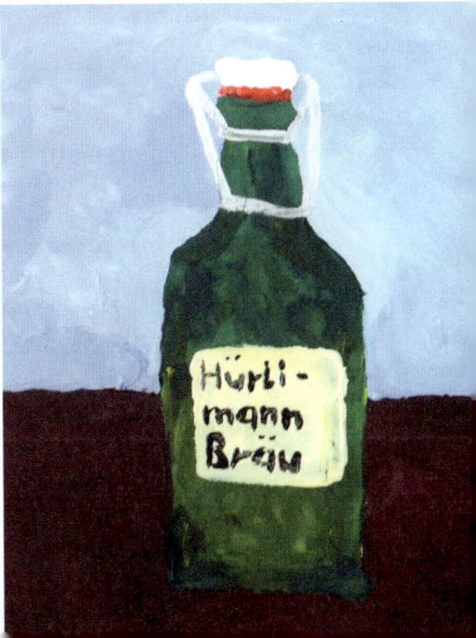

Das Piratenschiff und die Angehörigen

Es hat sich einfach so ergeben: Drei Töchter und die Ehefrau wollten das Bild zusammen für ihren kranken Familienvater malen. Mit dabei war auch noch das Baby der einen Tochter. Mein Vorschlag, zusammen ein Bild zu schaffen, wurde sogleich in die Tat umgesetzt, und ich installierte ein schräg gestelltes Tischchen mit dem leeren Blatt vor den Augen des Patienten und stellte das Material zur Verfügung. Die Angehörigen brauchten nur ganz wenige Hinweise meinerseits, und schon nahm das Projekt Fahrt auf. Schnell war klar, dass ein Piratenschiff entstehen sollte – in möglichst fröhlichen Farben! Abwechselnd wurde gemalt und diskutiert und wieder gemalt. Hie und da zeigte ich kurz, wie es weitergehen könnte, und dann übernahm wieder ein Familienmitglied das Ruder. Mit Ausnahme des Babys und des Patienten kamen alle zum Zug beim Malen. Eindrücklich für mich war zu beobachten, wie sich die Eigenheiten der verschiedenen Familienmitglieder zu einem Ganzen fügten und mühelos in den Prozess mit einbezogen wurden.

Es war ein besonderes Erlebnis, bei der Entstehung dieses Bildes dabei zu sein. Auch wenn es die einzige Möglichkeit geblieben ist, dieser Familie zu begegnen, so stelle ich mir trotzdem gerne vor, dass es in einer schwierigen Zeit für die Beteiligten eine Gelegenheit war, zusammen etwas zu erleben. Ich hoffe, dass das Bild eine Erinnerung birgt, die für diese Familie nachhaltig von Bedeutung ist.

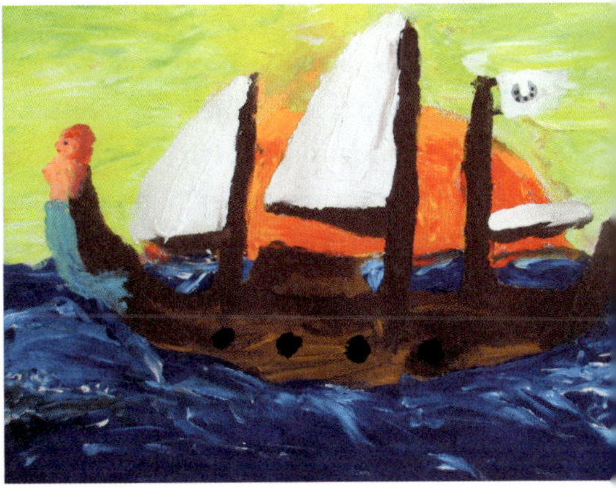

Es zeigte sich in vielen Situationen: Auch die Angehörigen sind mitbetroffen – seien es die engsten Familienmitglieder oder Freunde, Arbeitskolleginnen oder Nachbarn. Mit ansehen zu müssen, wie die Krankheit den geliebten Menschen verändert, gar den Verlust vor sich zu sehen, kann Angst, Wut und Trauer hervorrufen. Mit solch intensiven Gefühlen fertig zu werden kostet Kraft. Kranke Menschen haben feine Antennen für Unstimmigkeiten und spüren es, wenn die Angehörigen belastet sind. Neben der Behandlung und Betreuung der PatientInnen sind wir im Spital auch für die Angehörigen da. Sie finden auf der Palliativstation Begleitung und Unterstützung, damit anstehende Probleme möglichst gelöst werden können. Sie finden offene Ohren für Gespräche, bei Bedarf auch über den Tod der Patienten hinaus.

In der Kunsttherapie habe ich oft auf unkomplizierte Weise die Möglichkeit, Angehörige mit einzubeziehen. Manchmal kommen sie zufällig zu Besuch, wenn ein Bild im Entstehen ist. Meistens freuen sie sich, dabei zu sein; sie erleben eine etwas andere Besuchszeit mit ihrem oder ihrer Angehörigen. Vielleicht nehmen danach die Gespräche einen anderen Verlauf als sonst, was durchaus als Bereicherung empfunden werden kann. Was die Einzelnen dabei erleben und was sie damit anfangen, kann ich nicht beeinflussen. Meine Absicht ist immer, die Kranken und ihre Angehörigen auf ihrem persönlichen Weg zu respektieren, sie zu stärken und zu würdigen.

Als die Buch-Idee zum konkreten Projekt zu reifen begann, sah ich es als meine Aufgabe, Angehörige darüber zu informieren. Ich schickte ihnen die Textabschnitte mit den Ausdrucken der Bilder und bat sie um Erlaubnis zur Publikation. Dieser Schritt fiel mir schwer, denn ich wusste nicht, wie es ihnen in der Zwischenzeit ergangen ist, wie sie mit dem Verlust und der Trauer umgegangen sind. In welche Situation würde ich mit meinem Anliegen eindringen? Zu meiner Erleichterung bekam ich von allen ihr Einverständnis. Mehr noch: Einige schrieben mir persönliche Worte der Dankbarkeit und Unterstützung für meine Arbeit und für das Buchprojekt:

»Wenn das ein Buch wird, möchte ich eines bekommen«, schrieb mir der Ehemann der Bauersfrau, die Barry, den Hofhund, vermisst hatte (s. S. 82).

Die Tochter der »Dame in Blau« (s. S. 59f.) schrieb mir: »Das gemalte Bild des Matterhorns haben wir unserer Mutter mit auf den Weg gegeben. Es ist speziell, jetzt einen Ausdruck davon in den Händen zu halten. Danke!«

Von der Ehefrau des »Patienten im roten Kimono« (s. S. 84ff.) erfuhr ich, dass sie den Textabschnitt ihren Kindern vorgelegt habe. Alle hätten ihr Einverständnis zur Publikation gegeben. Später ließ mich ein Freund des Patienten wissen, dass er dabei war, als die Frau den Text über ihren Ehemann im Freundeskreis vorgelesen habe.

Offenbar führen die Bilder und die geschriebenen Worte ein Eigenleben: Sie wirken weiter fort und können als Würdigung und Erinnerungsspur an wertvolle Momente einer Biografie verstanden werden. Dazu scheinen auch die Erlebnisse in der Kunsttherapie im Spital zu gehören.

Interdisziplinäre Zusammenarbeit

Selbst wenn ich in den Malstunden mit den PatientInnen meist auf mich allein gestellt arbeite, so weiß ich doch jederzeit ein unterstützendes Team in der Nähe. Sei es, dass es einem Patienten plötzlich schlechter geht während einer Malsequenz und ich mich damit überfordert fühle oder dass eine Kranke umgelagert werden möchte: Ich finde jederzeit Hilfe, wenn ich darum bitte. Manchmal brauche ich nach einer intensiven Begegnung jemanden, der mir zuhört und mich versteht. Ich schätze es sehr, dass ich in diesen Situationen auf offene Ohren stoße, auch wenn die Pflegenden oft viele unterschiedliche Tätigkeiten gleichzeitig zu koordinieren haben.

Am Morgen bevor ich mit den Besuchen bei den PatientInnen beginne, informiere ich mich bei der zuständigen Pflegefachkraft über den gegenwärtigen Zustand der Kranken. Sie gibt mir Empfehlungen, bei wem sie es für sinnvoll hält, dass ich vorbeigehe und wo jemand Ruhe braucht. Sie ist auch meine Ansprechsperson, wenn während einer Malstunde etwas vorgefallen ist, über das die Pflegenden informiert werden müssten. Zudem habe ich Zugriff auf ein Dokumentationssystem, wo der Informationsaustausch fortlaufend schriftlich festgehalten wird. Auch ich hinterlasse dort kurze Mitteilungen, die für die beteiligten Fachkräfte nützlich sein können.

Zweimal wöchentlich finden zudem interdisziplinäre Rapporte statt. Die involvierten Mitarbeiter und Mitarbeiterinnen kommen aus verschiedenen Disziplinen: Ärzteschaft, Pflege, Ergotherapie, Ernährungsberatung, Kunsttherapie, Physiotherapie, Psychoonkologie, Seelsorge, Sozialberatung und in speziellen Fällen andere Dienste wie z.B. Logopädie kommen hier zusammen. Wir tauschen uns über den gegenwärtigen Zustand der PatientInnen, den Verlauf und die Veränderungen in der Behandlung und über deren Ziele aus. Im Gespräch in der Runde kommt der wichtige Aspekt der Zusammenarbeit in den Fokus: Wir alle sind beteiligt und helfen mit, die schwierigen Situationen gemeinsam zu tragen. So erfahre ich eindrücklich, dass kompetente, auf einfühlende Weise engagierte Menschen da sind, wenn eine Krankheit zu einschneidenden Veränderungen im Leben der PatientInnen und der Angehörigen führt.

Die ersten Ansprechpersonen sind für mich dennoch die Bezugspflegenden. Mit ihnen stehe ich im engsten Austausch. Darum möchte ich im Folgenden Claudia Stadler, einer Pflegefachfrau auf unserer Palliativstation, Gelegenheit geben, aus ihrer Sicht zu schildern, was sie im Zusammenhang mit Kunsttherapie erlebt:

»Seit rund zwanzig Jahren arbeite ich als Pflegefachfrau auf der medizinischen Klinik des Kantonsspitals Olten. 2012 wurde unsere Abteilung aufgeteilt: Wir haben jetzt zehn palliative und vierzehn medizinische PatientInnen. Zehn von vierundzwanzig PatientInnen haben also eine unheilbare Krankheit, bei der unserer heutigen Medizin Grenzen gesetzt sind. Das Ende des Lebens kommt in absehbarer Zeit.

Der Eintritt auf unsere Abteilung mit der Benennung dieser Tatsachen ist für die PatientInnen und für ihre Angehörigen dementsprechend schwierig. Für jede betroffene Person ist es eine große Herausforderung, zu merken oder gar zu akzeptieren, dass nun die vielen Möglichkeiten der Medizin ausgeschöpft sind und nur noch zur Symptombekämpfung eingesetzt werden können. Schwierig, aber nötig ist es auch, sich aus der gut organisierten Behandlung zur Heilung herauszulösen.

Angekommen an einem Punkt, an dem alles neu überdacht werden muss, meistens begleitet von verschiedenen körperlichen Beschwerden wie Bewegungseinschränkungen, Müdigkeit, Schmerzen, Atemnot und anderes mehr, gilt es für diesen Menschen und sein Umfeld, sich wieder verstärkt wahrzunehmen, um bestimmen zu können, was jetzt noch von Bedeutung ist, was wirklich zählt. Dies kann uns allen bereits im gesunden Zustand Mühe bereiten, geschweige denn mit einer tödlichen Krankheit und stark begrenzter Zeit und Kraft.

Der Eintritt in die Palliativabteilung ist häufig mit Angst und einem Gefühl von Hoffnungslosigkeit verbunden. Uns als interdisziplinäres Team ist es ein großes Anliegen, dem Menschen in dieser Situation so Unterstützung zu bieten, dass seine letzte Lebenszeit möglichst selbstbestimmt verlaufen wird. Das Ziel, dass die PatientInnen unsere Abteilung mit einem hohen Maß an Lebensqualität verlassen können, wohin auch immer, steht für uns im Vordergrund.

Der Weg verläuft selten gradlinig. Der Mensch, der bei uns Patient ist, befindet sich im Prozess zwischen Krankheitsbeginn und Sterben. So einzigartig, wie der Mensch lebt, so einzigartig wird sich auch das Sterben vollziehen.

Die spezifischen Handlungen der Pflegenden ermöglichen es, mit den PatientInnen direkt in Kontakt zu treten. Wir werden selten abgewiesen. Wie wir dann die Begegnung gestalten, ist unterschiedlich. Die Kunsttherapie verstehen wir als zusätzliches Angebot zur Verbesserung der Lebensqualität der PatientInnen.

Ich sehe gern außen an der Zimmertür einen Pinsel hängen. Das bedeutet: Die Maltherapeutin ist da! Die Stimmung, die jeweils im Zimmer entsteht, wirkt auf mich sehr ruhig, friedlich und konzentriert – für alle Beteiligten eine Wohltat im ganzen Spitaltrubel.

Die Zimmer sind, trotz moderner Ausstattung und neuer Bauweise, Spitalzimmer. Da ist es für mich jeweils wunderbar, ein persönliches Bild an der Wand zu entdecken. Es vermittelt mir den Eindruck, dass nicht alles von Maschinen bestimmt, vom Diagnoseblatt abgelesen, von der Kollegin gemessen, vom Labor analysiert oder vom Spezialisten eingeschätzt ist. Es wirkt wie ein Fenster mit Sicht auf den betroffenen Menschen. Dieses Bild kann mir sagen: Das bin ich; hier stehe ich im Leben; das ist mir jetzt wichtig; das vermittelt mir Zuversicht!

Mit so starken Aussagen wie sie durch die Bildsprache vermittelt werden, lässt sich leichter den Menschen in seiner Situation verstehen und eine Brücke zu ihm schlagen. Bei der Wahl des Bildmotivs muss ich oft schmunzeln. Ich frage mich, was da wohl für eine Geschichte dahintersteckt. Sie sind nicht immer selbst erklärend: die dicke Katze, das Stückchen Speck, die Kaffeehaus-Szene ... Doch die Bilder bieten Gelegenheit, mit den PatientInnen ins Gespräch zu kommen, auch über Themen, die nicht im Zusammenhang stehen mit Pflegehandlungen und der Krankheit.

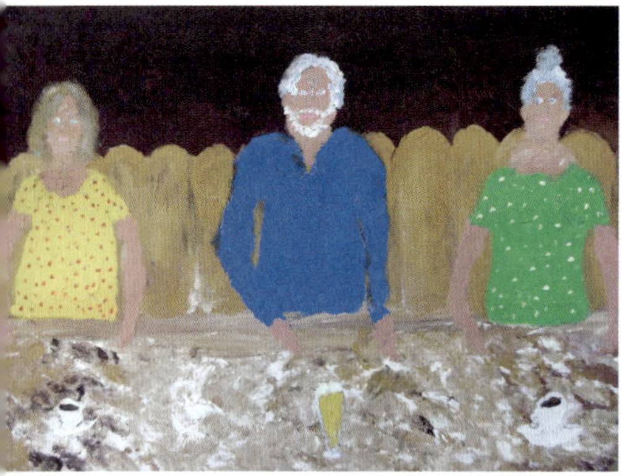

Ich erachte es als essenziell, in dieser Lebensphase ausdrücken zu können, was jetzt wirklich von Bedeutung ist. Dies auf kreative

Weise zu tun, in einem Bild, ob selbst gemalt oder von der Kunsttherapeutin unterstützt oder übernommen, ist immer ein Gewinn mit Wirkung. Manchmal hält die Wirkung über das Lebensende hinaus an: bei den Angehörigen als Erinnerungsspur.

Die Person, die sich bei uns als PatientIn befindet, wird manchmal fast unsichtbar hinter all den Therapien, Untersuchungen und der Konzentration auf die Krankheit. Deswegen freut mich jedes neue Bild in unserer Stationsgalerie oder im jeweiligen Krankenzimmer. Es macht den Menschen hinter all den Daten wieder sichtbar. Hervorgeholt mit Farbe und Pinsel und auf dem Weg, seine herausfordernde Lage zu meistern!«

Hoffnung, Abschied und Erinnerung

»In rumänischen Kirchen gibt es zwei voneinander getrennte Stellen, an denen die Gläubigen Kerzen anzünden. Das können zwei Nischen in der Wand sein, zwei Simse oder zwei Gehäuse aus Metall, in denen die Kerzen flackern. Auf der linken Seite ist die Abteilung der Kerzen für die Lebenden, auf der rechten Seite die für die Toten. Stirbt ein Mensch, für den zu Lebzeiten eine Kerze in der linken Abteilung entzündet worden ist, wird die brennende Kerze in die rechte Abteilung versetzt. Von den vii zu den morti. [...] [Ich] habe sie als Namen gelesen, die den einen Raum für die Hoffnung benennen, vii, und den anderen für die Erinnerung, morti. Die einen Kerzen leuchten der Zukunft, die anderen der Vergangenheit.«[9]

Der von Esther Kinsky beschriebene Brauch des Verschiebens der brennenden Kerzen von den Lebenden zu den Toten bringt den Begriff der Hoffnung in einen direkten Zusammenhang mit jenem der Erinnerung. Hoffnung – ist das ein Gefühl,

---

9 Esther Kinsky: *Hain: Geländeroman*, 3. Aufl. Berlin: Suhrkamp, 2018, S. 11.

ein Gedanke, ein Willensakt oder eine Frage des Glaubens? Es mag individuell sein, wie sie erfahren wird und ob sich darin konkrete Erwartungen kristallisieren. Doch in schweren Zeiten die Gewissheit zu finden, dass die gegenwärtige Situation vergänglich ist und sich ins Leichte, Lichte wandeln wird, birgt einen Hoffnungsschimmer. Aussicht auf ein Licht am Ende eines Weges lässt den gegenwärtigen Augenblick erträglicher erscheinen. Gleichzeitig wird dadurch der Weg erleuchtet, der noch zu begehen ist. Hoffnung ist nicht das Warten auf bessere Zeiten, sie ist eher die Motivation, die jetzt nötigen Schritte zu tun. Jeder Mensch erfährt immer wieder schwierige Momente, in denen es sich als hilfreich, ja sogar als nötig erweist, einen Zugang zur Hoffnung zu finden.

In dem kurzen Text über die *vii* und die *morti* wird der Übergang von der Hoffnung zur Erinnerung als ein bewusstes Tun beschrieben, vollzogen von jemandem, der noch im Leben weilt. Durch diese Handlung wird der Übergang gleichsam nachvollzogen und sichtbar gemacht.

Hoffnung, Abschied, Trauer und Erinnerung sind präsente Themen auf einer Palliativstation. Jedes Teammitglied – die Pflegenden, ÄrztInnen, FachtherapeutInnen, SeelsorgerInnen und selbst die RaumpflegerInnen – alle müssen einen Weg finden, um mit den Gegebenheiten auf dieser Abteilung fertig zu werden. Während in anderen Bereichen des medizinischen Betriebs die Heilung im Vordergrund steht und die PatientInnen meist wieder ins Leben entlassen werden, ist unser Auftrag in der Palliative Care ein anderer: Es geht darum, dafür zu sorgen, dass die letzte Lebenszeit der PatientInnen eine den individuellen Vorstellungen entsprechende, möglichst hohe Lebensqualität aufweist. Obwohl es um Lebensqualität geht, sind das Sterben und der Tod auf unserer Abteilung gegenwärtig.

PatientInnen kommen, und wir verbringen intensiv erlebte Zeit mit ihnen und ihren Angehörigen. Danach gehen sie wieder nach Hause, in andere Institutionen oder sie sterben. Auch Angehörige sind manchmal überfordert, angespannt, erschöpft und ängstlich, fordernd, manchmal aber auch erleichtert und dankbar. Sie hoffen, sie trauern und auch sie, die Angehörigen, die wir in diesen schwierigen Situationen begleiten, verlassen unsere Abteilung wieder. Wir müssen Wege finden, um uns verabschieden zu können. Auch wenn wir oft nicht wissen, ob wir uns gerade zum letzten Mal begegnet sind.

Bilder, die in der Kunsttherapie auf der Station entstanden sind, verstehe ich als sichtbar gewordene Spuren der Menschen, die wir begleitet haben. Die Originale gehören den PatientInnen und ihren Angehörigen, auch wenn ich die malende Hand war. Nur mit der ausdrücklichen Erlaubnis der PatientInnen fotografiere ich die Bilder. Diese Fotografien zeugen von der berührenden Offenheit und Bereitschaft, von Sehnsüchten, persönlichen Erlebnissen, inneren Bildern aus der Lebensgeschichte und den damit verbundenen Emotionen und Gedanken, die während der Begegnung mit mir und der Kunsttherapie von Bedeutung waren.

Vor einiger Zeit beschlossen wir im Team, dass wir auf dem Korridor der Abteilung eine kleine Ausstellung mit Fotos der Bilder gestalten wollen. Viele der Bilder, die nun den Weg ins Buch gefunden haben, waren oder sind noch immer Teil dieser Ausstellung. Manche Bilder finden schon während des Aufenthaltes eines oder einer PatientIn den Weg in die Ausstellung. Der Ehemann einer Patientin hat mir mehrmals gesagt, wie sehr es ihn jeweils bewegt habe, das von seiner Ehefrau in der Kunsttherapie gemalte Bild im Flur zu sehen, wenn er nach seinen Besuchen das Zimmer verlassen habe. Es hängt noch immer dort als Würdigung und Erinnerung.

Zusätzlich erfüllt unsere Ausstellung noch einen weiteren Zweck: Sie sorgt dafür, dass Kunsttherapie sichtbar wird. Die Ausstellung wird ergänzt durch Fotos, die zeigen, wie gemalt wird oder wie unter Anweisungen ein Bild entsteht. Ein kurzer erklärender Text vervollständigt die Sammlung. So können sich PatientInnen und Angehörige, die sich im Korridor bewegen, unbefangen ein Bild von den Möglichkeiten der Kunsttherapie machen.

Erfahrbar wird durch die Ausstellung noch etwas anderes: Es entsteht die Atmosphäre einer Gemeinschaft von Menschen, die hier ein und aus gegangen sind. Sie alle haben gehofft und getrauert, Schwieriges erlebt und gemeistert.

Vorläufige Gedanken zum Ende

Nach Feierabend kann ich dieses Spital verlassen, Fahrrad fahren und mir den Wind um die Nase wehen lassen. Ich kann Treppen steigen, sogar zwei Stufen auf einmal nehmen, wenn mir danach ist. Ich kann singen und tanzen, ins Kino gehen, draußen picknicken und die Wolken oder die Sterne am Himmel bestaunen, mir den Rücken von der Sonne wärmen lassen, schwimmen, kochen, essen. Ich kann mich mit der Familie und Freunden treffen, kann lachen, streiten und mich wieder versöhnen. Kurz: Ich habe viele verschiedene Möglichkeiten, mich zu erfahren und mich am Leben zu freuen – jeden Tag.

Doch was, wenn sich das Leben durch Krankheit und Gebrechlichkeit unmerklich, aber stetig oder plötzlich vollkommen verändert? Werde ich mir abhandenkommen, werde ich mich selbst noch erkennen? Wie werde ich mit Schmerzen und schwierigen Symptomen umgehen können? Werde ich Hilfe bekommen? Wie wird sich das für mich anfühlen, auf Hilfe angewiesen zu sein? Kann ich die nötige Geduld zur rechten Zeit lernen? Kann es sein, dass Lächeln immer noch leicht und wohltuend geht?

Nein, ich kann nicht behaupten, gar keine Ängste zu kennen, wenn ich an mein eigenes Lebensende denke. Das tue ich nicht allzu oft, vermeiden lässt es sich jedoch nicht, und das Wissen vom Ende macht das Leben kostbar und uns letztendlich zu menschlichen Lebewesen.

Wenn ich einen Wunsch frei hätte, dann vielleicht diesen: Ich stelle mir vor, meine letzte Lebenszeit in einer Gesellschaft zu erleben, in der Werte wie Freundschaft, Würde und Mitmenschlichkeit von Bedeutung sind. Eine Gesellschaft, die ein Gesundheitswesen und soziale Institutionen so finanzieren kann und will, dass diese Werte weiterhin gelebt werden können.

Gleichzeitig kreisen meine Gedanken und Gefühle um die vielen Menschen, die ich in Krankheitstagen und in ihrer letzten Lebenszeit ein Stück weit begleiten konnte. Unter ihnen meine Mutter. Sie hat mir gezeigt, wie das geht: eine Balance finden zwischen dem unbändigen Verlangen nach Leben und der Hingabe an das Unvermeidliche. Sie hat daraus eine Tugend gemacht. Unmissverständlich hat sie gesagt, dass sie nun den letzten Löffel Suppe zu sich genommen habe. Von ihren Schwestern und zahlreichen Freundinnen hat sie sich rechtzeitig verabschiedet und ist letztendlich still gegangen. Ich denke an meine Freundin, die ungeachtet ihrer Herzschwäche aus dem Vollen schöpfte und Lebensfreude versprühte, bis ihr großes Herz nicht mehr zu schlagen imstande war. Sie und die Patientinnen und Patienten, mit denen ich arbeiten darf, zeigen mir, dass es gemeistert werden kann, was ich mir aus heutiger Sicht einfach nicht vorstellen kann.

Ihnen allen ist dieses Buch gewidmet.

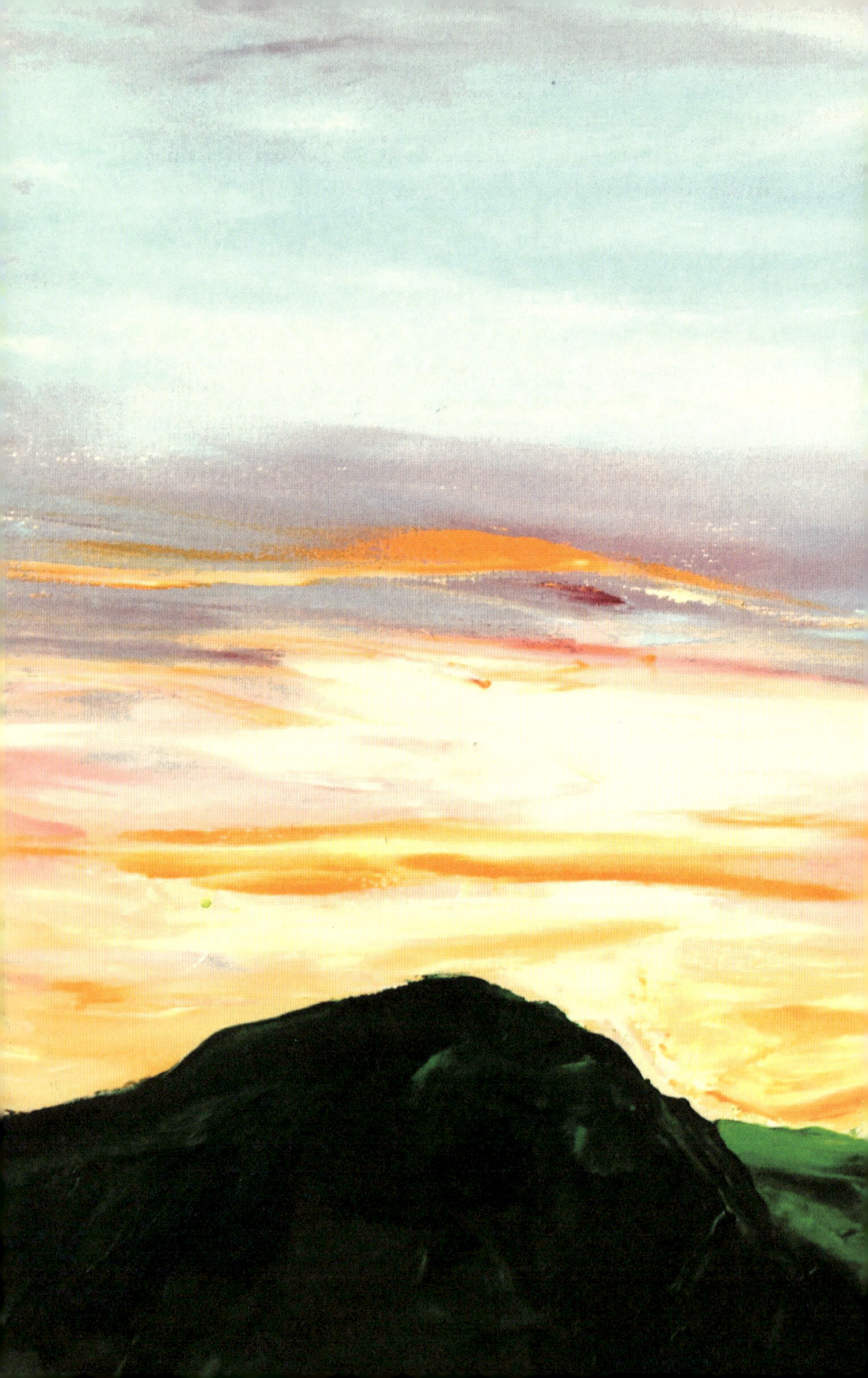

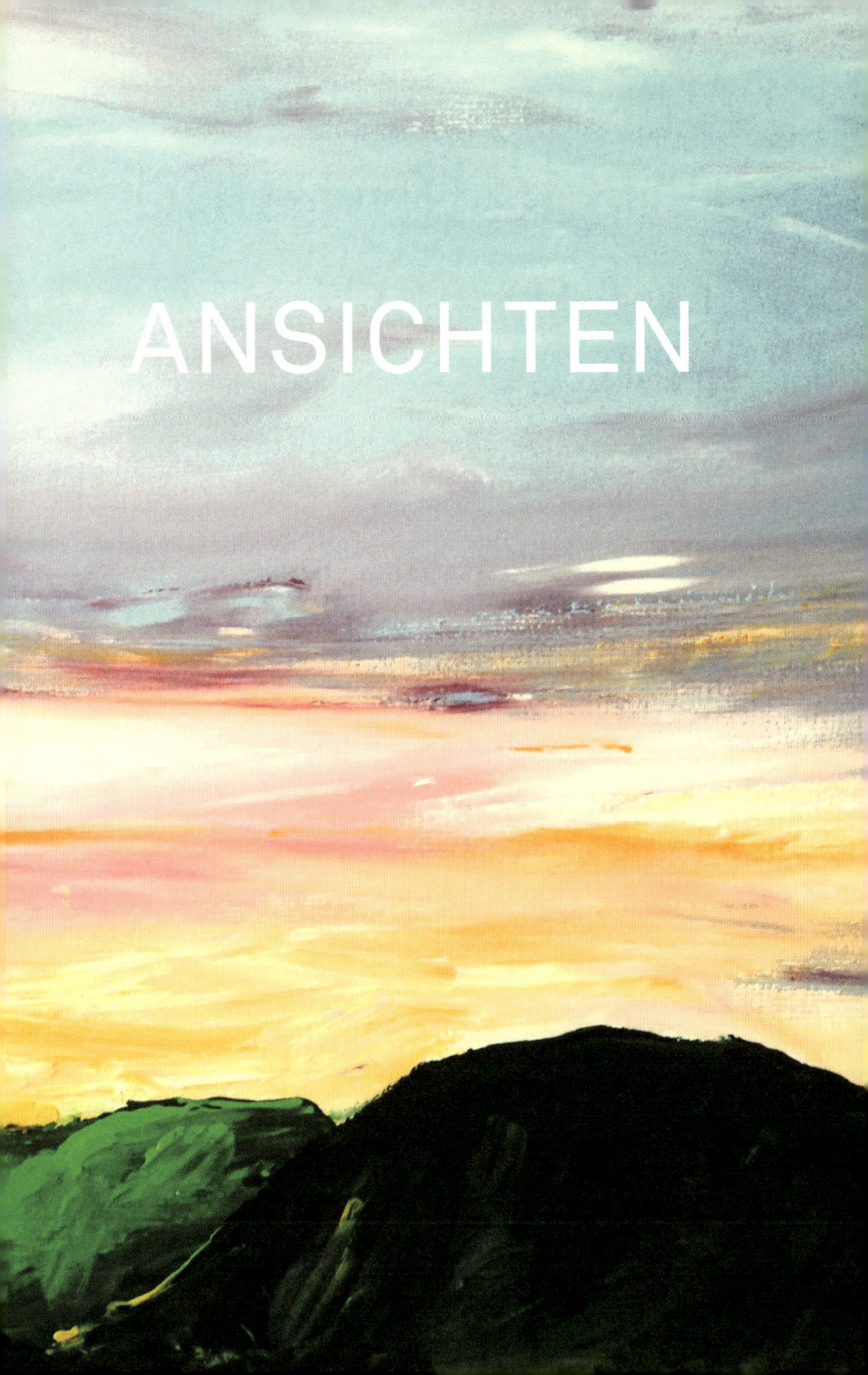
ANSICHTEN

»Wir berühren das Bild und sind von ihm berührt«

Bettina Egger und Esther Widmer im Gespräch

Bettina Egger hat gemeinsam mit Jörg Merz in den 1980er-Jahren begonnen, die Maltherapie in der Schweiz bekannter zu machen. Seither haben sie deren Methoden ständig erweitert und gemeinsam die LOM®-Methode entwickelt. Sie stießen auf reges Interesse und fingen daher 1988 an, einen Ausbildungsgang in therapeutischem Malen anzubieten. Diese Ausbildung zur Kunsttherapeutin absolvierte 2001 auch Esther Widmer, bevor sie mit PalliativpatientInnen zu arbeiten begann. Über ihre Erfahrungen mit der Maltherapie, über deren Möglichkeiten und Zukunft haben sich die beiden Therapeutinnen zusammen mit der Lektorin Vivian Tresch unterhalten.

Bettina Egger, Sie sind die Maltherapie-Pionierin der Schweiz. Als Sie angefangen haben, Maltherapie anzubieten, gab es dieses Berufsfeld und die entsprechende Ausbildung noch gar nicht. Woher hatten Sie Ihr Wissen und Ihre Methoden?

Bettina Egger: Ich habe erst eine Grafikerlehre gemacht, die mir meine Mutter, die Grafikerin Warja Lavater, ausgesucht hat. Nach drei Lehrjahren hat mein Vater, der Künstler Gottfried Honegger, aus Paris angerufen und gesagt: »Bettina, jetzt habe ich den richtigen Beruf für dich gefunden!« Dann war ich eineinhalb Jahre in Paris bei Arno Stern in der »Académie du Jeudi« und habe von ihm die absoluten Grundlagen gelernt. Vor allem die Art, wie gemalt werden kann, welches Material sich eignet, einfach alles habe ich von ihm gelernt. Das Wichtigste, das ich aber von ihm gelernt habe, war, Bilder nicht zu interpretieren. Dass Rot für Wut steht und Schwarz für Trauer, das war damals – und auch heute noch – die gängige Ansicht, dabei stimmt das überhaupt nicht. Das wird aber immer noch so angenommen. Wenn das jemand weiß, kommt einem das in die Quere beim Malen.

Was steht bei der Maltherapie anstelle der Interpretation im Fokus?
BE: Die Ermutigung, ein Bild fertig zu malen. Es waren anfangs Kinder, mit denen ich gearbeitet habe. Ich fragte sie: »Was hat es noch in der Luft über dem Haus? Wohin führt dieser Weg? Kann man da noch etwas hinzufügen? Wo geht man ins Haus hinein?« Solche Fragen habe ich in den 15 Jahre oft gestellt, in denen ich zusammen mit dem Kinderspital Zürich, mit dem psychiatrischen Dienst und dem schulpsychologischen Dienst arbeitete. Mit den Kindern habe ich eigentlich Malen gespielt, ich habe nicht Therapie gemacht. Aber durch dieses geführte Spiel haben sie aufgehört zu bettnässen, sie haben angefangen, Aufgaben selbständig zu erledigen und so weiter. Nachdem ich immer mehr Anfragen von Leuten erhalten habe, die diese Therapiemethoden bei mir lernen wollten, habe ich angefangen auszubilden.

In den 1980er-Jahren haben Sie dann zusammen mit Jörg Merz die Lösungsorientierte Maltherapie entwickelt und verbreitet, wie kam es dazu?
BE: Wir waren ein gutes Team: Ich war hauptsächlich fürs Malen zuständig, und er für die Psychotherapie. Wir hatten einfach

Lust, etwas zusammen zu machen, und nach einiger Zeit haben wir angefangen, mit Leuten zu arbeiten: Am Anfang zum Thema Träumen und Malen. Das hat uns gelehrt, was das Hirn mit Bildern macht. Wir träumen ja ausschließlich mit dem Hirn, ohne äußeren Input. Wir beobachteten, dass Bilder, wenn sie so gemalt sind, wie sie geträumt wurden, auf die Psyche wirken. Da haben wir auch gemerkt, dass man nur das malen kann, was wirklich gesehen wurde. Wenn etwas aber z.B. im Traum nicht gesehen, sondern gehört, gefühlt oder gerochen wurde, dann haben wir dafür Metaphern gemalt. Wir fragten: »Wenn der Ton, den du gehört hast, eine geometrische Form wäre, wie würde sie aussehen?« Zur Auswahl standen ein Kreis ein Quadrat und ein Dreieck. Mit der Zeit haben wir immer mehr Metapherkategorien entwickelt – zum Beispiel Früchte, Pflanzen oder Gemüse.

Esther Widmer: Die Idee ist: Das Bild soll entweder das abbilden, was gesehen wurde, oder eine Metapher. Wichtig ist, dass das Bild nicht symbolisch interpretiert wird.

BE: Ja, das ist wichtig! Wir haben festgestellt, dass es den Leuten dank dieser Methode besser geht. Beispielsweise nach einem Autounfall: Die junge Frau mit Schleudertrauma konnte nur noch halbtags arbeiten, sie dachte, sie könne nie ein Kind haben, weil sie es nicht würde hochheben können. Sie malte drei Bilder auf diese Art, und danach ging es ihr viel besser. Sie konnte wieder aufstehen, konnte arbeiten, hat geheiratet und hat ein Kind bekommen. Sie arbeitet heute auch als Kunsttherapeutin. Wenn wir das richtige Bild erwischen, geht es ganz schnell. Ich kann mir aber vorstellen, dass LOM® im Spital nicht immer angewendet werden kann.

EW: Auf diese Weise eher selten. Trotzdem orientiere ich mich stark an der LOM® und habe verschiedene Elemente übernommen. Ich habe jedoch in der kurzen Zeit, die mir mit den PatientInnen zur Verfügung steht, keine Zeit zu erklären, was

LOM® ist und dass wir jetzt eine Metapher malen. Das würden die Leute nicht verstehen, weil sie schwere Symptome haben und ihr Geist damit beschäftigt ist. Zudem haben die nötigen Medikamente gegen ihre Symptome Nebenwirkungen, die ihre Aufnahmefähigkeit und Konzentration einschränken können. Manchmal, wenn ich mehrere Sitzungen mit jemandem habe, kann ich LOM® explizit einsetzen. Aber oft treffe ich die Person nur einmal, und sie ist zu erschöpft und nicht mehr aufnahmefähig. Dann mit LOM® zu arbeiten ist wirklich schwierig. Als Alternative verwende ich kleine Kärtchen, die je mit einer Farbe angemalt sind. Dabei entspricht das Rechteck des Kärtchens der Metapher im LOM®. Ich zeige eine nach der anderen, und wenn sich im Gespräch eine positive Mimik oder gar ein Lächeln im Gesicht zeigt, kann ich nach der Farbe für dieses Gefühl oder den Gedanken hinter dem Lächeln fragen. Dann kann ich das entsprechende Kärtchen geben. Das habe ich von der LOM® übernommen. Dabei geht es mir darum, dieses Lächeln, dieses Gefühl zu verankern.

Sie arbeiten auf der Palliativstation im Kantonsspital Olten und haben das Angebot für Kunsttherapie dort von Anfang an mit aufgebaut. Was macht die Kunsttherapie für Palliativpatientinnen und -patienten so geeignet?

EW: Wenn man in einem Krankenbett liegt und kaum noch das Zimmer verlassen kann, dann gibt es sehr wenig äußere Reize. Man erhält durch die Symptome schon innere Reize – aber das sind vor allem Reize, die man nicht haben möchte. Viele Gespräche drehen sich um Krankheit, körperliche Beschwerden und Sorgen. Ich habe den Eindruck und erhalte immer wieder die Rückmeldung, dass das Malen angenehmere Reize schafft und Möglichkeiten bietet, um Selbstwirksamkeit zu erfahren. Das funktioniert auch, wenn ich für die Patienten male und sie zuschauen und verbal mitgestalten. Das habe ich am Anfang nicht begriffen. Damals war das eher eine Notlösung. Erst mit der Zeit habe ich gemerkt, dass es gut ist, wenn ich den Prozess auf diese Weise sanft steuern kann. Inzwischen weiß ich, wie Bilder gemalt sein müssen, damit sie sich positiv auswirken. Wenn die Patienten selber malen, dann ist das ein längerer Prozess. Diese Zeit haben wir auf der Palliativstation oft nicht. Voraussetzung ist, dass ich es schaffe, dass mir die Patienten vertrauen, dass ich ihre Bilder malen kann. Aber auch ich muss mich auf die Patienten einlassen und zuhören, was sie gerne gemalt haben möchten, ohne dass ich es interpretiere.

Einen Patienten, der nicht mehr selber malen konnte, fragte ich: »Kann ich für Sie ein Bild malen? Gibt es etwas Schönes, das Sie gern sehen möchten?« Er sagte zu mir: »Schwarzbraun.« Hätte ich diese Farben interpretiert, wäre ich ob der »düsteren« Farbwahl vielleicht erschrocken und hätte darin einen Ausdruck von Hoffnungslosigkeit oder Angst gesehen. Ich tat das aber nicht und fragte ihn: »Was ist denn mit diesen Farben?« Er erzählte mir, er habe den Amazonas und den Rio Negro mit dem Schiff befahren. Der eine Fluss habe lehmig-braunes Wasser, der andere schwarzes. Die beiden Flüsse vereinigen sich und fließen nebeneinander über zehn Kilometer, ohne dass sich das Wasser vermischt. Das habe ich für ihn gemalt, genauso wie er es damals vom Schiff aus gesehen hat: nur schwarz-braun mit den typischen Spiralmustern, die beim Zusammentreffen der Flüsse entstehen. Das Bild blieb bis zu seinem Tod im Spitalzimmer.

Wie gehen Sie mit diesen oftmals traurigen Schicksalen um, damit das nicht für Sie selbst zur Belastung wird?

EW: Ich habe mir wirklich eine Haltung angeeignet – das war schon zu Atelierzeiten so –, dass ich im Hier und Jetzt bleibe.

Wenn ich bei einem Patienten bin, dann bin ich ganz dort. Wenn ich dann rausgehe, weiß ich, dass ich getan habe, was ich in diesem Moment tun konnte. Die Bilder werden praktisch immer fertig gemalt, und wenn das Bild fertig ist, ist der Prozess – für heute – fertig. So kann ich viel unbeschwerter zum nächsten Patienten gehen oder wieder in mein privates Leben zurückkehren. Ein Patient hat mir einmal gesagt: »Sie machen diese Arbeit so sorglos.« Im ersten Moment erschrak ich, doch er sagte mir auch, er meine das als Kompliment. Ich realisierte: Ja, das ist positiv. Ich darf nicht mit einer Belastung zu den Patienten kommen und mich sorgen. Ich bin überzeugt davon, dass das für meine Arbeit wichtig ist. Man kann diese nicht machen, wenn man zu sehr mit den PatientInnen leidet. Empathie hingegen ist etwas anderes, das brauche ich – genauso wie die Überzeugung, dass ich mit meiner Arbeit etwas Gutes tun will und kann.

BE: Es ist uns beiden wichtig, dass wir eine würdevolle Haltung gegenüber den Personen haben, mit denen wir arbeiten, und das Wissen und Vertrauen, dass es der Person nach dem Malen ein bisschen besser geht. Besonders im Malatelier, da verändert es manchmal auch das Leben. Wenn wir malen, können wir nicht wissen, was passiert, aber wir wissen, dass es etwas auslöst, einen psychischen Prozess in Gang setzt. Das macht dann den oder die PatientIn und mich glücklich. Diese Wirkung erzielt man mit der LOM® aber nur, wenn nach den Methoden gemalt wird. In der Kunsttherapie spricht man üblicherweise von Ausdruck: Die Leute möchten ausdrücken, was sie fühlen. Das ist aber kontraproduktiv, weil man dann belastende Emotionen verstärkt und dem Gehirn für das Belastende ein weiteres Bild gibt. Wenn die LOM®-Regeln hingegen genau angewendet werden, dann entsteht ein positiver Eindruck aufs Gehirn, und die Gefühle entwirren und ordnen sich.

Was Sie beide nebst der Maltherapie gemeinsam haben, ist Ihre Freude am Schreiben. Frau Egger, Sie haben schon diverse Bücher über Maltherapie publiziert. Frau Widmer, nun erscheint Ihr Buch zur Maltherapie auf der Palliativstation, das nicht nur von Ihren Methoden erzählt, sondern auch zahlreiche empathisch geschilderte Erzählungen über Ihre Erlebnisse mit Patientinnen und Patienten enthält. Wie entstand dieses Buch?
EW: Ich wurde immer wieder von Jörg Merz in der Supervision angehalten, meine Geschichten zu erzählen. Er fand, ich solle sie festhalten. Die Palliativmedizin ist ein relativ neues Feld. Als ich auf diesem Gebiet anfing zu arbeiten, fand ich kein Vorbild und musste ins kalte Wasser springen. Ich habe dann anhand der Reaktionen von anderen MaltherapeutInnen festgestellt, dass ein Bedarf besteht nach Methoden und Herangehensweisen. Die Grundlagen haben wir in der Ausbildung gelernt, aber wie man diese Methoden für die Palliativstation anpassen kann, in diesem Feld bin ich eine Pionierin. Aus diesen Gründen habe ich beschlossen, dieses Buch zu schreiben.

Sie mussten die Kunsttherapie auf der Palliativstation also erst etablieren. Welche Reaktionen sind Ihnen anfangs begegnet?
EW: Vonseiten der Stationsleitung habe ich immer Unterstützung bekommen. Aber diese Therapieform bei den Pflegenden einzuführen war nicht ganz so leicht. Sie sagten zum Beispiel zu den Patienten: »Jetzt kommt jemand vorbei, die beschäftigt Sie ein bisschen.« Einige von ihnen hatten einfach nicht erwartet, dass das, was ich mache, viel mehr sein kann als nur »ein bisschen malen«. Mittlerweile habe ich meinen Platz gefunden und bin voll integriert.

Das ist schön zu hören. Wo sehen Sie zukünftig noch Potenzial für die LOM®?

BE: Demnächst wird eine zweijährige LOM®-Studie mit dem Universitätsspital Zürich durchgeführt. Die Studie befasst sich mit Patienten mit Darmkrebs. Das USZ macht die medizinischen Untersuchungen, und wir Kunsttherapeuten malen mit den Patienten. Solche wissenschaftlichen Studien fehlen noch und werden helfen, unsere Methoden auch wissenschaftlich abzustützen.

EW: Gerade in der Medizin wäre noch viel Potenzial. Ich durfte auch schon jemanden während einer Chemotherapie begleiten. Das wäre auch ein geeignetes Gebiet. Diese Leute haben oft Angst oder sind angespannt. Mit der Maltherapie könnte man da etwas Gutes tun. Ich würde außerdem gerne mit dem Personal des Spitals arbeiten. Sie erleben viele Situationen und erfahren viele Leidensgeschichten, die belastend sind. Auch sie würden von der Maltherapie profitieren.

BE: Mein Traum wäre es, einmal mit einem Lokführer zu arbeiten, der einen Suizid gesehen hat. Überall, wo Traumata im Spiel sind, gäbe es noch viele Möglichkeiten. Es kam beispielsweise einmal eine Frau zu mir in die Maltherapie, die in einem Frauenhaus arbeitete. Sie hat miterlebt, wie im Frauenhaus eine Frau erschossen wurde und war jahrelang traumatisiert. Dann haben wir diese Szene gemalt, und ihr Trauma war überwunden. Es ist fast nicht zu glauben.

Als ich meinem Grafiklehrer damals gesagt habe, ich gehe nach Paris und lerne Maltherapie, da hat er gesagt: »Machen Sie das nicht. In einem Jahr langweilen Sie sich.« (lacht) Also ich würde mich in der gleichen Situation wieder für diesen Beruf entscheiden.

EW: Ich auch.

Kunst- therapie wirkt

Ein Nachwort von Manuel Jungi, Leitender Arzt

Vor rund 15 Jahren ist mir die Kunsttherapie zum ersten Mal begegnet. Ich war damals Assistenzarzt. Da es aber keine regelmäßigen Rapporte oder sonst einen Austausch mit der Therapeutin gab, beschränkte sich meine Erfahrung mit Kunsttherapie darauf, dass ich nun wusste, dass es so etwas gab, dass es ein Bedürfnis bei den PatientInnen dafür gab und dass mir die Therapeutin sehr warm- und offenherzig erschien.

Als ich dann ca. fünf Jahre später erstmalig in der Palliative Care tätig war, lernte ich zu schätzen, wie wertvoll ein regelmäßiger Austausch mit der Kunsttherapeutin im Rahmen von interprofessionellen Rapporten sein kann. Der Austausch im Team hilft uns, unsere PatientInnen noch besser zu verstehen und entsprechend individueller auf sie einzugehen. Da kann es sein, dass die Kunsttherapie durch die Farben oder die Klänge einen Zugang zum oder zur Kranken öffnet, wo vorher ÄrztInnen und Pflegende nicht herangekommen sind. Die Kunsttherapie ist aus unserem Team in der spezialisierten Palliative Care nicht mehr wegzudenken. Um zu wissen, was ich den PatientInnen mit der Kunsttherapie empfehle, habe ich es auch selbst ausprobiert. Auch wenn ich nicht durch eine komplexe Krankheit oder invalidisierende Beschwerden eingeschränkt wurde, habe ich den Moment mit den Farben genossen. Auch einen Teil der Klanginstrumente habe ich ausprobiert, um das ganzheitliche Erlebnis von Ton, Klang und Vibration zu spüren und zu erleben.

In unserem Team haben wir das Glück, dass wir mit Esther Widmer eine Therapeutin haben, die unseren PatientInnen sowohl Erlebnisse mit Farben, aber auch Erfahrungen mit Klängen anbieten kann. Wenn wir unseren PatientInnen die Kunsttherapie vorschlagen, dann sind sie zuerst immer etwas zurückhaltend, gehemmt oder sogar ablehnend. Da hilft auch erklären nicht viel. Deshalb schicken wir unsere Therapeutin zum Vorstellen ihres Angebots persönlich bei denjenigen PatientInnen vorbei, bei denen wir den Eindruck haben, dass sie von Esthers Angebot profitieren könnten. Meistens kann Esther das Eis schnell brechen, und sie darf unsere PatientInnen mit Farben oder Klängen inspirieren. Ich bin immer wieder erstaunt, wie es ihr gelingt, dass die PatientInnen Momente von Glückseligkeit erleben. Momente, in denen sie für ein paar Minuten oder sogar wenige Stunden alle ihre Leiden völlig vergessen und in eine heilsame Welt wechseln können. Es sind meist auch sehr intime Momente, die wir möglichst nicht durch unsere Anwesenheit stören möchten. Dürfen wir dennoch während einer Therapie einen Moment teilhaben, so ist es schön zu sehen, wie PatientInnen, die tagelang nur inaktiv im Bett gelegen haben, plötzlich am Bettrand sitzen. In ihr Gesicht kehrt wieder Farbe zurück, und der Blick wirkt wieder klarer und zielgerichtet. Ich danke Esther, dass sie für unsere PatientInnen immer wieder solch schöne Momente kreiert.

Durch meine eigenen Erfahrungen und Beobachtungen kann ich sagen, dass die Kunsttherapie wirkt. Deshalb helfe ich gerne, sie bekannter zu machen. Und wenn dieses Buch einen Anteil dazu beitragen kann, umso schöner.

Ein bedauerlicher Aspekt bezüglich Kunsttherapie ist, dass sie bis jetzt nicht durch das Krankenversicherungsgesetz (KVG) abgedeckt ist und somit nicht von den Krankenkassen vergütet wird. Auf einer spezialisierten Palliative-Care-Einheit wie unserer Palliativstation ist die Kunsttherapie Teil der Komplexbehandlung. Wenn PatientInnen außerhalb unseres stationären Settings von einer Kunsttherapie profitieren wollen, müssen sie es in der Regel selbst bezahlen. Weil die Kunsttherapie im KVG nicht vorkommt, probieren die Krankenkassen auch immer wieder, die Kunsttherapie aus dem Therapiepaket der spezialisierten Palliative Care zu löschen. Solchen Bestrebungen vonseiten der Kassen gilt es mit Vehemenz entgegenzutreten. Positive Erfahrungen mit der Kunsttherapie helfen dabei.

Manuel Jungi, Olten im April 2019

ANHANG

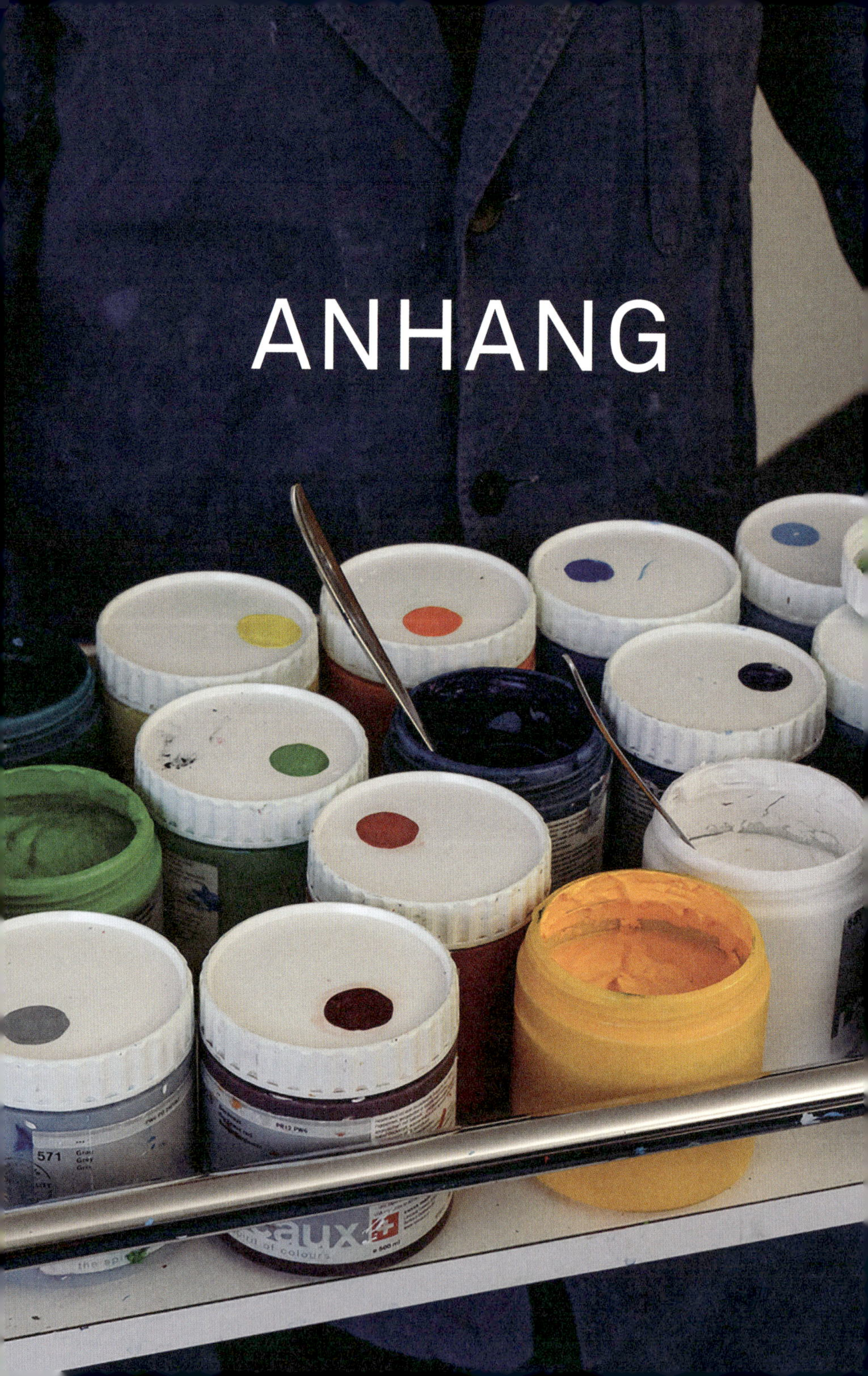

Dank

Vertrauen, Offenheit und Bereitschaft vonseiten der Patientinnen und Patienten auf der Palliativstation des Kantonsspitals Olten haben dieses Buch möglich gemacht. Von Herzen gedenke ich euch und bedanke mich für die Bilder und die bewegenden Momente der Begegnung. Auch euren Angehörigen gilt mein Dank.

Ohne die Ermutigung und Unterstützung von Bettina Egger und Jörg Merz hätte ich nicht zu schreiben gewagt. Danke euch beiden – auch für die wunderbare Methode der Lösungsorientierten Maltherapie und deren unermüdliche Weiterentwicklung. Danke an Matthias Müller für Inspiration.

Meinen Kolleginnen und Kollegen auf der Palliativstation danke ich für ihren Teamgeist und den täglichen Einsatz zum Wohl der PatientInnen und deren Angehörigen. Eure Arbeit ist wertvoll! Claudia Stadler und Manuel Jungi danke ich für ihre Texte in diesem Buch.

Dass aus meinem Text dieses Buch geworden ist, verdanke ich dem Team des Rüffer & Rub Sachbuchverlags: Vivian Tresch und Felix Ghezzi, Lektorat; Laila Defelice, Gestaltung; Anne Rüffer, Verlagsleitung. Danke.

Erwähnte und weiterführende Literatur

Bauer, Joachim: *Warum ich fühle, was du fühlst: Intuitive Kommunikation und das Geheimnis der Spiegelneurone.* Aktualisierte Neuausgabe, 23. Auflage. München: Heyne, 2016.

Borasio, Gian Domenico: *Über das Sterben: Was wir wissen, was wir tun können, wie wir uns darauf einstellen.* Schweizer Ausgabe, Durchgehend überarb. Ausgabe. München: Deutscher Taschenbuch-Verlag, 2014.

Egger, Bettina und Jörg Merz: *Lösungsorientierte Maltherapie: Wie Bilder Emotionen steuern.* Bern: Hans Huber, 2013.

Egger, Bettina: *Urformen des Malens: Spuren der Wandlung und kunsttherapeutische Anwendung.* 1. Auflage. Bern: Hogrefe Verlag, 2015.

Kalanithi, Paul und Gaby Wurster: *Bevor ich jetzt gehe: Was am Ende wirklich zählt – Das Vermächtnis eines jungen Arztes.* München: Knaus, A, 2016.

Riggs, Nina: *Die helle Stunde: Ein Buch vom Leben und Sterben.* Müchen: btb Verlag, 2017.

Seethaler, Robert: *Das Feld: Roman.* 1. Auflage. Berlin: Hanser, 2018.

Weitere Bücher aus dem Verlagsprogramm

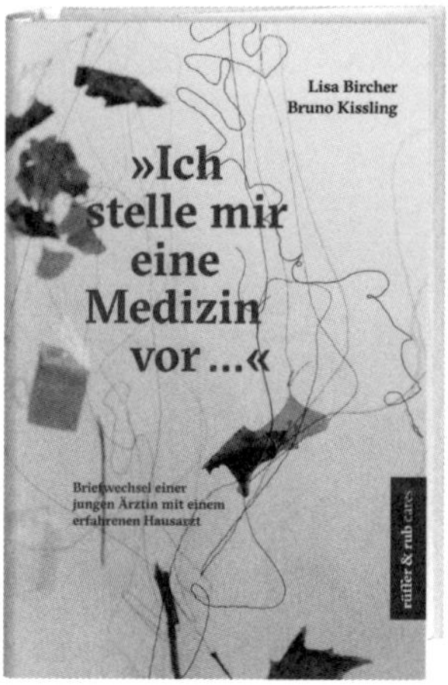

Lisa Bircher,
Bruno Kissling

»Ich stelle mir eine Medizin vor …«
Briefwechsel einer jungen Ärztin mit einem erfahrenen Hausarzt

144 Seiten | Broschur
ISBN 978-3-906304-39-7

Lisa Bircher ist auf dem Weg, Hausärztin zu werden. Die Assistenzjahre haben sie jedoch durchgerüttelt und ihre Sichtweise auf die Medizin grundlegend verändert. Bruno Kissling steht am Ende seiner beruflichen Laufbahn als Hausarzt.

In einem intensiven Briefwechsel diskutieren die beiden über ihr Verständnis von Medizin, die Ausbildung im Spital, ethische Fragen im Umgang mit den PatientInnen, die Definition von »krank« und »gesund«, wie sich die Profession in den letzten Jahrzehnten geändert hat, über ihre Freuden, aber auch Enttäuschungen beim Ausüben ihres Berufs. Sie schreiben mal sehr konkret von Erlebtem, mal philosophisch über Grundsatzfragen. Sie kritisieren das Medizinsystem dort, wo es ihrer Meinung nach nicht gut funktioniert, machen Vorschläge zur Lösung, und sie hinterfragen kritisch die Umstände des Berufs, der ihnen so wichtig ist.

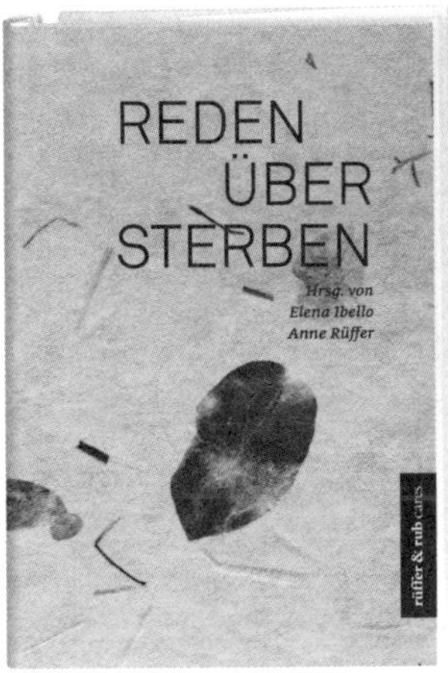

Elena Ibello,
Anne Rüffer (Hg.)

Reden über Sterben

152 Seiten | Broschur
ISBN 978-3-906304-07-6

Viele Menschen, die beruflich oder als freiwillig Begleitende anderen Menschen beim Sterben beistehen, denken darüber nach, wie sie ein hilfreiches Gespräch über das Sterben beginnen können. Gerade weil sie in ihrem Familien- und Freundeskreis, aber auch im professionellen Umfeld die Erfahrung gemacht haben, dass klärende Gespräche geholfen haben. Oder geholfen hätten.

Zahlreiche wissenschaftliche Studien belegen, dass Menschen friedlicher sterben und Angehörige weniger traumatisiert zurückbleiben, wenn über das Sterben im Voraus gesprochen wurde, wenn Fragen geklärt, Therapieformen besprochen und Hilfe für den Fall, dass es schlechter geht, vorbereitet wurden.

Im Buch erzählen Ärzte, Theologen und andere Mitarbeitende aus der Palliative Care, wie sie solche Gespräche führen, wie man mit Kindern über das Sterben reden kann, welche Unterstützung gegeben ist und wie man in anderen Kulturen über das Sterben spricht.

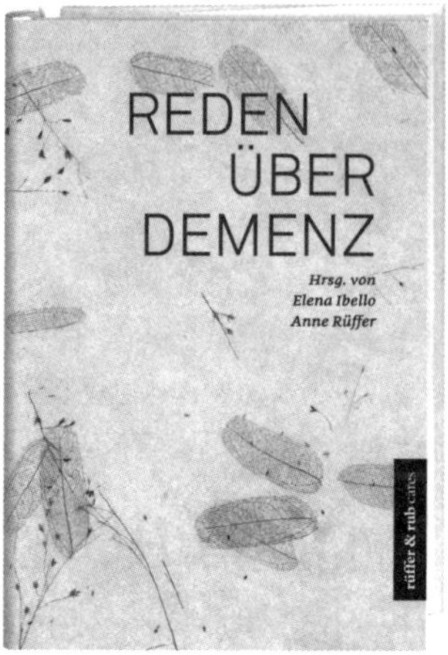

Elena Ibello,
Anne Rüffer (Hg.)

Reden über Demenz

168 Seiten | Broschur
ISBN 978-3-906304-29-8

In »Reden über Demenz« steht die Kommunikation mit Demenzkranken und ihren Angehörigen im Mittelpunkt. Fachleute wissen heute, was Menschen mit Demenz und ihre Angehörigen empfinden und welche Art der Anteilnahme eine wertvolle Unterstützung bedeutet. Für die bestmögliche Lebensqualität ist es essenziell, einfühlsam zuzuhören und zu reden. Man soll die Betroffenen nach ihren Ängsten und Wünschen fragen, ihre Worte jedoch nicht immer wörtlich nehmen. Damit die Betroffenen möglichst Halt im Leben haben, müssen auch die Angehörigen ohne Scham oder Schuldgefühle über die Krankheit sprechen können.

Das Buch richtet sich an Angehörige von Demenzkranken, an Gerontologen, Pflegefachleute sowie Ärztinnen und Ärzte. Das Thema wird von Fachleuten aus verschiedenen Perspektiven beleuchtet. Ein Porträt und eine Reportage sowie Stimmen von pflegenden Angehörigen zeigen den alltäglichen Umgang mit Demenzkranken.